CHOC santé

Annick Guimezanes ▪ Marion Mathieu

W0308829

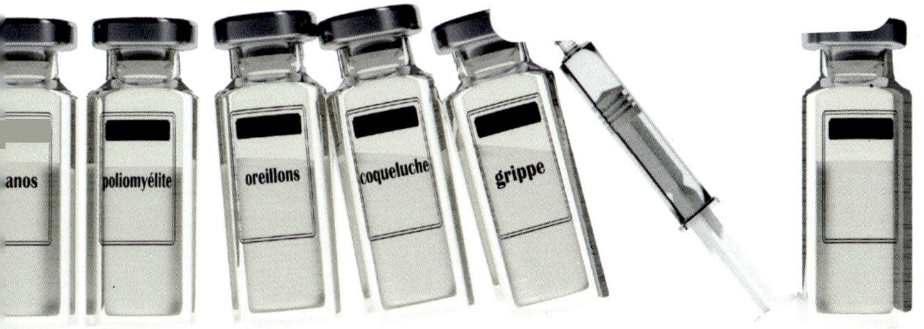

Vaccination : agression ou protection ?

Instituts thématiques Inserm
Institut national de la santé et de la recherche médicale

le muscadier

DANS LA MÊME COLLECTION

- Alzheimer : fatalité ou espoir ?
- Dépression : s'enfermer ou s'en sortir ?
- Activité physique : supplice ou délice ?

© Le muscadier, 2015
48 rue Sarrette – 75685 Paris cedex 14
www.muscadier.fr
info@muscadier.fr

Directeur de collection : Jérôme Dallaserra
Couverture & maquette : Espelette

Illustration de couverture : © Le Muscadier/Jérôme Dallaserra

ISBN : 979-10-90685-53-6 – ISSN : 2275-9654
1re édition – 1er tirage

MIXTE
Papier issu de sources responsables
FSC® C014138
FSC www.fsc.org

Le code de la propriété intellectuelle interdit les copies ou reproductions destinées à une utilisation collective. Toute représentation ou reproduction intégrale ou partielle faite par quelque procédé que ce soit, sans le consentement de l'auteur ou de ses ayants cause, est illicite et constitue une contrefaçon sanctionnée par les articles L.335-2 et suivants du code de la propriété intellectuelle.

Chacun aspire à une bonne santé. Alimentation, activité physique, hygiène de vie en général sont devenues des préoccupations significatives pour une majeure partie d'entre nous. En matière de traitement et de prévention, les progrès scientifiques de ces dernières décennies ont ouvert des perspectives sans précédent. Toutefois, nous ne savons pas toujours où trouver l'information la plus pertinente d'autant que, dans ce domaine en particulier, on entend ou on lit souvent tout et son contraire.

Qui croire ? Comment s'y retrouver ?

La collection CHOC santé a pour ambition de rendre accessibles au plus grand nombre, aussi objectivement que possible, les connaissances de pointe établies par l'Institut national de la santé et de la recherche médicale (Inserm) qui, depuis maintenant plus de 50 ans, organise la recherche publique dans le domaine de la santé. Le lecteur y trouvera non seulement les avancées médicales les plus récentes, mais également des conseils pratiques qui lui permettront d'améliorer sa santé et celle de ses proches.

Remerciements

Les auteures souhaitent remercier le Dr François FAURISSON pour son accompagnement continu et les discussions stimulantes lors de la rédaction de cet ouvrage. Elles remercient également Brigitte AUTRAN, infectiologue et membre de CoReVac ; Yvanie CAILLE, directrice générale de l'association Renaloo (insuffisance rénale, dialyse, transplantation rénale) ; Sophie CHEVRY, secrétaire de l'association Myofasciite à macrophages ; Odile LAUNAY, infectiologue, responsable du Centre d'investigation clinique (CIC) de vaccinologie Cochin-Pasteur ; Bernadette MURGUE, directrice adjointe de l'Institut de microbiologie et maladies infectieuses Inserm ; Justine PAYOUX, du Collectif hépatites virales ; Patricia PREISS, secrétaire générale de l'AFPRic (Association française des polyarthritiques et des rhumatismes inflammatoires chroniques) ; Didier TORNY, sociologue, directeur de recherche à l'Inra (Institut national de la recherche agronomique) ; Pierre VERGER, médecin épidémiologiste, Inserm-SESSTIM (Sciences économiques & sociales de la santé & traitement de l'information médicale).

Avant-propos

Si le principe de la vaccination reste constant, les vaccins, eux, ont considérablement évolué et se sont diversifiés depuis leurs débuts. Dans le même temps, la perception de la population à l'égard de la vaccination est passée successivement de débuts héroïques, à une solide implantation dans le paysage sanitaire, et, aujourd'hui, à la montée de réticences, tant vis-à-vis des produits que du principe même d'une vaccination généralisée.

Prenant en compte les questions et interrogations que les associations de malades ou de parents d'enfants malades ont exprimées, la mission Inserm-Associations a organisé en collaboration avec *Tous Chercheurs* et *Deuxième Labo*, un séminaire de formation à leur destination ayant pour intitulé « Vaccinations ». Il se proposait de replacer la vaccination dans son contexte historique, d'expliquer le fonctionnement des vaccins en lien avec notre système immunitaire, leur processus de fabrication, leurs indications, mais aussi de décrypter les positions diverses qui apparaissent dans le cadre du débat public.

Les échanges entre participants et formateurs, les questions posées ont été autant d'occasions d'enrichir cette formation et de l'adapter au plus près des attentes du public profane – mais particulièrement concerné – des associations de malades. Ainsi, c'est paradoxalement à la fin du cycle de sessions que le contenu de ce séminaire s'est avéré le plus riche, poli par toutes ces confrontations.

Aussi l'idée de diffuser vers une plus large audience ce contenu élaboré pour et avec des malades nous a-t-elle amenés à en proposer une adaptation à la collection CHOC santé des éditions du Muscadier.

Cet ouvrage ne prétend pas énoncer LA vérité sur les vaccinations, mais fournir des clés de compréhension afin que chacun puisse participer au débat et prendre ses propres décisions de manière éclairée sur un sujet particulièrement discuté.

Dr François FAURISSON

Responsable des séminaires Ketty Schwartz
Mission Inserm-Associations

Les débuts historiques de la vaccination

Les épidémies accompagnent les sociétés depuis longtemps. Observateur de l'épidémie de peste à Athènes au Ve siècle avant J.-C, Thucydide remarque que les malades survivants résistent mieux aux épidémies suivantes. Ko Hong, décrivant l'épidémie de variole qui sévit en Chine au IVe siècle après J.-C, fait la même observation. Partant de ce constat, les Chinois, puis les Turcs, cherchent à reproduire le phénomène pour se protéger des épidémies, et parviennent à mettre au point des présentations atténuées de la variole. Les méthodes empiriques céderont leur place à la vaccination antivariolique, qui sera ensuite rationalisée par la découverte des microbes au XIXe siècle, puis par les connaissances actuelles en biologie (immunologie, biologie moléculaire, etc.).

De la variolisation...

Utilisée dès le XIe siècle, la *variolisation* est standardisée et largement utilisée à partir du XVIe siècle. Pour immuniser des personnes saines, les médecins chinois leur font porter des vêtements de malades ou utilisent des croûtes de pustules séchées, réduites en poudre et inhalées. Lorsque tout se passe bien, la personne est fébrile quelques jours, montre une variole atténuée puis elle est protégée – mais la méthode est hasardeuse.

Cette variolisation se propage vers l'Ouest, et l'épouse de l'ambassadeur britannique à Constantinople, Lady Montagu, introduit en Europe en 1721 la *méthode turque* : la lymphe fraîche de pustules de malades est prélevée et inoculée par scarification à la personne que l'on veut protéger. Inoculer une maladie à une personne saine pour la protéger de l'épidémie suscite de nombreux débats, mais la régularité des épidémies et la crainte qu'elles suscitent incitent à en accepter les risques. Si la méthode est douloureuse et dangereuse (sept à huit décès pour mille personnes inoculées), elle l'est bien moins que l'épidémie, dont la mortalité peut atteindre une personne contaminée sur cinq. Selon l'état sanitaire de la personne *donneuse* de la lymphe variolique, il peut arriver de transférer d'autres maladies au *receveur*. Enfin, les personnes nouvellement inoculées doivent être isolées afin d'éviter tout risque de contagion.

... à la vaccination

La grande avancée vint de l'utilisation de la *vaccine*, variole de la vache (*cow-pox*), pour l'immunisation. Les fermiers des campagnes anglaises avaient observé que ceux d'entre eux qui contractaient la vaccine de leurs vaches étaient ensuite protégés de la variole. Il revient toutefois à Edward Jenner d'avoir scientifiquement établi et codifié un programme d'immunisation : la *vaccination*. En 1796, Jenner inocule James Philip (âgé de 8 ans) avec du pus prélevé sur une pustule de Sarah Nelmes, une jeune fermière atteinte de vaccine. L'enfant se plaint d'une gêne à l'aisselle mais, dès le dixième jour, il est rétabli et, quelques mois plus tard, Jenner lui inocule la variole selon le protocole habituel de variolisation : l'enfant n'a pas de fièvre, ce qui indique qu'il est déjà immunisé. Après d'autres essais sur plusieurs patients, Jenner présente ses résultats en 1798. Il préconise d'utiliser de la lymphe de pustules fraîches prélevée directement sur les pustules de vaches plutôt que de la lymphe de personnes atteintes de vaccine afin d'éviter le risque de transmission d'autres maladies du donneur.

Bien que le virus de la vaccine soit bénin pour l'homme, il ressemble suffisamment au virus de la variole pour que les anticorps antivaccine protègent également contre le virus variolique. Comme l'inoculation de la vaccine est beaucoup moins dangereuse que la variolisation, la pratique se généralise rapidement dans toute l'Europe, et la vaccination remplace rapidement la variolisation. La variole disparaît progressivement.

La vaccination n'est toutefois pas sans défaut : environ une personne sur mille vaccinées pour la première fois présente une très forte fièvre, non mortelle (il s'agit fréquemment d'une inflammation ou d'une réaction allergique au site d'injection). Des réactions plus graves peuvent survenir dans 14 à 500 cas par million de primovaccinés, et l'on estime à un ou deux cas mortels par million, le plus souvent d'encéphalite ou de nécrose sévère au site d'injection (vaccine progressive).

Au XXe siècle arrive un moment où le risque vaccinal devient supérieur au risque de contracter la maladie, mais la vaccination doit continuer afin d'éviter de nouvelles épidémies, la variole étant encore présente de façon endémique dans certaines régions du monde. En 1966, l'Organisation mondiale de la santé (OMS) lance un programme d'éradication de la variole consistant en une vaccination massive, à l'isolement des régions endémiques et à la recherche de cas de variole isolés. Le dernier cas de variole a été recensé en 1977, et l'objectif d'éradication déclaré atteint en 1980. La variolisation, puis la vaccination ont donc permis de faire disparaître la variole, rendant la vaccination antivariolique inutile de nos jours.

La microbiologie et les avancées vaccinales

Dans les années 1860-1870, grâce aux travaux de Louis Pasteur en France et de Robert Koch en Allemagne (mais aussi de beaucoup d'autres...), la *théorie germinale des maladies infectieuses* est établie : toute maladie infectieuse est causée par un microbe, et à chaque maladie correspond un micro-organisme particulier qui doit être visible au microscope, cultivable sur un milieu nutritif approprié, et retenu par le filtre Chamberland – du nom d'un collaborateur de Pasteur qui invente en 1884 un filtre de porcelaine capable de retenir toutes les bactéries. Ce filtre, installé dans le circuit de distribution des eaux de Paris, a permis d'améliorer notablement la qualité du réseau et ainsi de diminuer de 80 % le nombre de nouveaux cas de fièvre typhoïde.

Une fois les microbes identifiés, les chercheurs se sont mis à rechercher systématiquement leur rôle dans la transmission des maladies animales, végétales et humaines, et à rechercher des moyens d'éviter les maladies induites. En France, Pasteur s'intéresse au choléra des poules et au charbon du mouton ; en Allemagne, Koch travaille sur la tuberculose ; en Espagne, Jaime Ferrán se concentre sur le choléra humain...

En étudiant le choléra des poules en 1879, Pasteur et son équipe mettent en évidence la perte de virulence de cultures microbiennes vieillies. Lorsqu'on injecte de telles cultures à des poules, non seulement elles ne sont pas malades, mais en plus elles résistent à l'injection de cultures fraîches. Pour le charbon du mouton, en 1881, Pasteur et son équipe tentent plusieurs traitements physiques (chaleur, vieillissement) et chimiques (oxygène, acide, bichromate de potassium) afin d'atténuer la virulence du bacille. Les tests montrent l'effet protecteur de ces bacilles modifiés : les moutons qui ont reçu des bacilles atténués, puis des microbes frais, sont protégés alors que les moutons inoculés seulement avec des cultures fraîches meurent.

De ces deux résultats, Pasteur déduit que l'*atténuation des bactéries* est la clé de l'efficacité vaccinale : induire une protection en évitant la maladie. En hommage à Jenner, il propose en outre de généraliser le terme *vaccination* à toute immunisation préventive.

Les résultats de Pasteur sur l'atténuation des microbes sont extrêmement discutés et débattus. Pendant quelques années, l'utilisation de microbes atténués s'oppose à celle de faibles doses de microbes vivants, et fait l'objet d'échanges houleux, mais la vaccination contre la rage va établir la pertinence du principe d'atténuation.

Dans les années 1880, Pasteur travaille sur la rage, une maladie redoutée, présente partout dans le monde, qui se transmet à l'homme et aux animaux, et ne connaît aucun traitement une fois déclarée. La rage est une maladie virale dont les techniques de l'époque ne permettent ni d'isoler, ni de cultiver le microbe comme on l'a fait pour le choléra des poules ou le charbon des moutons (le virus de la rage ne sera observé pour la première fois qu'en 1962 !). Puisque la rage est une maladie du système nerveux, Pasteur a alors l'idée, avec Émile Roux, d'inoculer un morceau de cerveau d'un chien enragé directement dans le cerveau d'un chien sain ; le chien ainsi inoculé meurt. L'expérience est ensuite reproduite sur un lapin, qui présente moins de risque pour les expérimentateurs que le chien enragé. Après de nombreux passages de lapin à lapin, Pasteur parvient à obtenir une préparation de moelle épinière provoquant les mêmes symptômes, dans les mêmes délais après chaque injection (*virulence stable*) :

c'est ce *virus* qu'il va chercher à atténuer afin d'obtenir un vaccin. Il suspend alors des moelles de lapins rabiques dans des flacons, les exposant à l'action de l'air dans un milieu privé d'humidité. La virulence s'atténue peu à peu jusqu'à s'éteindre. Louis Pasteur injecte ces moelles de lapin vieillies à des chiens sains, puis des moelles de plus en plus virulentes, sans que la rage ne se déclare. Il établit ainsi un protocole permettant de lutter efficacement contre la maladie. La rage ne se déclare qu'un à trois mois après la morsure, et c'est donc pendant cette période d'incubation que l'on stimule l'immunité en inoculant des moelles vieillies, empêchant ainsi la rage de se déclarer[1].

Le 6 juillet 1885, le docteur Grancher administre avec succès la première vaccination antirabique humaine à Joseph Meister, un enfant mordu par un chien que l'on soupçonne enragé. L'enfant reçoit en dix jours treize injections de moelle épinière vieillie (de la plus vieille à la plus récente), et la rage ne se déclare pas. En octobre 1885, c'est le berger Jean-Baptiste Jupille, également mordu, qui est inoculé avec succès. Le retentissement de cette vaccination est immense, de nombreuses personnes venant de toute la France et même de l'étranger se pressent au laboratoire de Pasteur, à l'École normale, pour se faire vacciner.

Toxines et sérothérapie

Certains microbes ne sont pas pathogènes par eux-mêmes, mais par les toxines qu'ils produisent – c'est le cas de la diphtérie et du tétanos, dont les toxines ont été

---

1. Voir www.pasteur.fr/fr/institut-pasteur/l-histoire/louis-pasteur/l-oeuvre-louis-pasteur/troisieme-epoque-1877-1887.

identifiées par Von Behring et Kitasano en 1890. L'injection de très petites doses de toxines tétanique ou diphtérique à des souris permet de les immuniser. Lorsqu'on injecte le *sérum* – la partie liquide du sang qui contient notamment les anticorps – de ces souris inoculées à d'autres souris, les souris receveuses se retrouvent également protégées de façon transitoire. Ce transfert de protection par le sérum de souris immunisées marque le début de la *sérothérapie* et, dès 1891, ces *sérums* de souris sont utilisés en clinique humaine, l'injection de sérum de souris immunisée permettant de guérir une enfant atteinte de diphtérie. L'utilisation de toxine virulente s'avère cependant délicate et aléatoire : il est en effet difficile d'évaluer la dose à utiliser, une dose trop forte peut tuer l'animal, et une dose plus faible peut être insuffisante pour l'immuniser. À la même époque, le biologiste Gaston Ramon, en France, et l'immunologiste Alexander T. Glenny, en Angleterre, cherchent à atténuer ces toxines, par la chaleur ou le formol, dans une démarche pastorienne d'atténuation du pathogène. Ils parviennent à produire des anatoxines (*toxoid*) qui n'ont plus d'activité pathogène mais conservent leurs capacités immunogènes. Ces toxines atténuées permettent d'obtenir les vaccins antidiphtérique (1923) et antitétanique (1926) chez l'être humain, et sont également utilisés pour immuniser des chevaux par la sérothérapie.

Il est à noter que les premiers vaccins ont tous été produits en absence complète de notion sur le fonctionnement du système immunitaire : on injecte un pathogène atténué ou tué, et le receveur est protégé. Comment ? On ne le sait pas à l'époque ! Les anticorps, agents de l'immunité dans le sérum, seront identifiés dans les années 1930, et c'est autour des années 1960 que l'on découvrira les interactions cellulaires conduisant à la production et à la sécrétion des anticorps. Enfin, c'est depuis les années 1995 que l'on comprend les interactions entre les systèmes immunitaires inné et adaptatif, qui sont à la base de la réponse immunitaire déclenchée par une infection ou une vaccination.

Infection
et système immunitaire

Les microbes

Les *micro-organismes* (couramment appelés *microbes*) sont des organismes microscopiques, invisibles à l'œil nu et présents presque partout sur Terre. Leur existence a pu être mise en évidence grâce à l'invention du microscope au XVIIe siècle. Il en existe une multitude, des organismes très simples, faits d'une cellule, aux organismes plus complexes de taille et de forme très variables. Les microbes sont classés en quatre groupes : les bactéries, les champignons (microscopiques), les parasites et les virus. À noter que les virus sont des microbes particuliers qui nécessitent une cellule hôte pour survivre et se reproduire ; ils sont si petits qu'ils sont invisibles au microscope optique.

Les micro-organismes ne sont pas tous néfastes, bien au contraire ! Nous hébergeons par exemple dix fois plus de bactéries dans notre corps que nos propres cellules – bactéries essentielles au bon fonctionnement de notre organisme (pour la digestion notamment, dans notre intestin). En revanche, certains micro-organismes nocifs sont responsables de pathologies, c'est pourquoi ils sont dits *pathogènes*.

Le tableau de la page suivante présente quelques exemples de maladies infectieuses et des agents pathogènes correspondants.

type de maladie	nom de la maladie	agent pathogène
maladies bactériennes	tuberculose	*Mycobacterium tuberculosis* (ou bacille de Koch)
	tétanos	*Clostridium tetani*
	coqueluche	*Bordetella pertussis*
maladies virales	sida	VIH
	rougeole	morbillivirus
	rage	lyssavirus
maladies parasitaires	paludisme	*Plasmodium falciparum*
	gale	*Sarcoptes scabiei*
	toxoplasmose	*Toxoplasma gondii*
maladies fongiques	teigne	dermatophytes

La cellule

La cellule est l'unité de base de tout être vivant. Certains organismes, comme les bactéries, ne sont faits que d'une seule cellule. Un être humain est constitué de dix mille milliards de cellules imbriquées les unes avec les autres. Il existe quelques centaines de types différents de cellules (neurone, cellule cardiaque, cellule musculaire, etc.). Chacune d'elle s'organise comme une véritable usine miniature, délimitée par sa membrane avec, à l'intérieur, des lieux de stockage, des lieux de production de molécules et d'énergie, des systèmes de communication.

Bon nombre de ces fonctions sont assurées par des protéines fabriquées à l'aide d'instructions inscrites dans l'ADN contenu dans le noyau de la cellule.

Réservoir et source

Les micro-organismes se maintiennent et se multiplient dans des environnements appelés *réservoirs*. Il peut s'agir d'un être humain (un individu malade pour le bacille de la tuberculose), d'un animal (des mammifères à sang chaud pour le virus de la rage), ou d'un environnement, comme l'eau, l'air et le sol (le sol pour la bactérie du tétanos).

La notion de réservoir est souvent associée à celle de *source*, qui correspond au fluide biologique dans lequel l'agent pathogène est présent et qui peut être à l'origine de l'infection d'un hôte. Dans le cas de la tuberculose, la *source* correspond aux sécrétions respiratoires ; pour la rage, il s'agit de la salive ; pour l'hépatite C, il s'agit du sang.

Transmission et prévention

Il existe plusieurs modes de transmission pour un agent pathogène. Les plus fréquents sont le contact direct, la voie aérienne et la médiation par un vecteur.

La transmission par *contact direct* se fait notamment au niveau des muqueuses digestives ou sexuelles. La transmission par *voie aérienne* se fait par *gouttelettes* (gouttelettes de grande taille, supérieure à 5 µm, véhiculées sur des distances inférieures à un mètre) ou par *aérosols* (gouttelettes de petite taille, inférieure à 5 µm, véhiculées sur de grandes distances pouvant dépasser dix mètres) ; tousser ou parler pendant cinq minutes génère environ 3 000 gouttelettes, et un éternuement peut en projeter plus de 40 000 ! Quant au *vecteur*, ce peut être un insecte, comme le moustique anophèle qui véhicule le parasite responsable du paludisme, par exemple.

Certains agents pathogènes possèdent plusieurs modes de transmission, ce qui augmente leur contagiosité. Le virus Ebola, responsable d'une fièvre hémorragique, peut ainsi se transmettre à partir d'animaux sauvages contaminés ou par contact avec un malade.

La notion de *contagiosité* (potentiel de transmission d'une maladie d'une personne à une autre) doit être mise en regard avec celle de *virulence* (capacité d'un microbe à induire une maladie grave). Un virus peut être très contagieux, mais peu virulent (c'est le cas du rhinovirus, responsable du rhume, par exemple) ou contagieux et virulent (comme le virus Ebola). La contagiosité peut alors justifier des mesures strictes d'isolement, de transport et d'analyse des prélèvements, ainsi qu'une protection renforcée du personnel soignant.

Une fois les modes de transmission connus, il est possible de proposer des mesures de protection, individuelles ou collectives, adaptées à la population réceptive, aux malades et au personnel soignant (port de masques, mise en place de moustiquaires, mise en quarantaine, dépistage précoce, etc.). Ces mesures sont associées à différentes stratégies de gestion de la maladie.

La *stratégie d'élimination* vise à réduire au maximum l'incidence de la maladie (nombre de nouveaux cas par an), sans parvenir à faire disparaître l'agent pathogène – c'est le cas par exemple du tétanos, dont le réservoir est la terre.

La *stratégie d'éradication* vise à réduire à zéro l'incidence de la maladie et à faire disparaître l'agent pathogène. Cette éradication n'est envisageable que si le réservoir du microbe est strictement humain. L'OMS a ainsi déclaré un objectif d'éradication de la variole pour 1966, atteint en 1980. Quant à la poliomyélite, son éradication était un objectif de l'OMS pour l'année 1988... mais il n'est pas encore atteint.

Endémie, épidémie et pandémie

L'*endémie* décrit la persistance d'une maladie dans un lieu donné (population ou région délimitée) pendant une longue période. L'OMS recensait par exemple plus de 125 pays d'endémie pour la poliomyélite en 1988, chiffre ramené à 3 pays en 2014 : Afghanistan, Nigéria et Pakistan sont à ce jour les trois derniers pays d'endémie pour cette maladie.

L'*épidémie* correspond à l'apparition d'un nombre anormalement élevé de cas d'une maladie, concentrés dans le temps et dans l'espace. En France, les maladies épidémiques les plus fréquentes aujourd'hui sont la grippe saisonnière, la gastroentérite et la varicelle. Pour chaque maladie, le seuil épidémique est calculé et exprimé en nombre de cas pour 100 000 habitants. En 2015, ces seuils sont respectivement de 97 et 277 pour la grippe saisonnière et les gastroentérites.

La *pandémie* est une épidémie qui survient dans une zone géographique très étendue telle qu'un continent ou la planète entière, comme lors de la pandémie de grippe A (H1N1) en 2009.

Les maladies hautement contagieuses, ou à risque d'entraîner des épidémies, nécessitent un signalement aux autorités de santé locales et internationales, selon les recommandations du Règlement sanitaire international (RSI), afin de mettre en place des mesures de protection collectives telles que la mise en quarantaine des personnes ou des animaux suspectés d'être porteurs d'agents infectieux transmissibles, le port de masques, l'incitation à la vaccination, etc.

Les phases d'une maladie infectieuse

On distingue classiquement différentes périodes lors de l'infection par un microbe : la période d'incubation, la période de latence et la période de contagiosité.

La *période d'incubation* se situe entre l'infection (moment où l'agent pathogène pénètre dans l'organisme) et l'apparition de signes cliniques d'infection. Elle est très variable d'un microbe à l'autre, mais également pour un même microbe. Elle peut dépendre de facteurs liés à l'hôte (fatigue, immunité de l'individu lors de l'entrée de l'agent infectieux, etc.).

La *période de latence* correspond au laps de temps qui s'écoule entre l'infection et le moment où l'agent devient transmissible à un autre individu.

La *période de contagiosité* est la période durant laquelle l'agent infectieux est transmissible d'une personne à une autre.

En règle générale, la période de contagiosité débute avant l'apparition des premiers symptômes cliniques. Il existe donc souvent, dans le cas des maladies infectieuses, une période à risque où l'individu est contagieux sans savoir qu'il est malade.

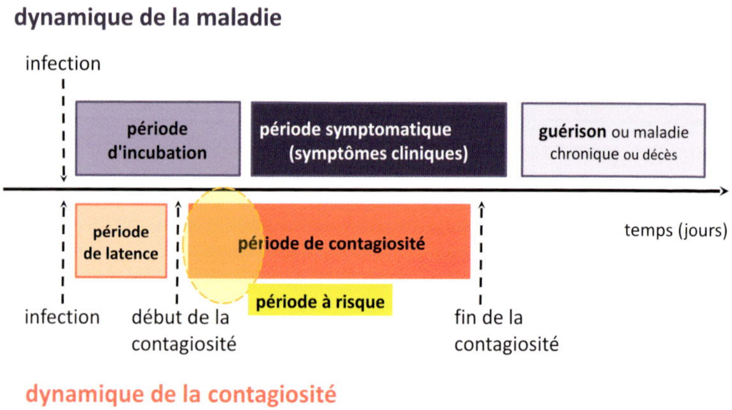

Comparaison des dynamiques d'une maladie infectieuse et de sa contagiosité.

Le tableau ci-dessous donne les durées d'incubation et périodes de contagiosité de quelques maladies infectieuses.

	maladie de Lyme	rougeole	tuberculose pulmonaire	coqueluche
incubation	7 à 14 jours	7 à 8 jours	4 à 12 semaines	7 à 21 jours
période de contagiosité	pas de transmission interhumaine	de 3 à 5 jours avant l'éruption à 5 jours après	3 mois avant le diagnostic avec un traitement efficace : durée de contagiosité variable, isolement respiratoire 15 jours minimum	sans traitement antibiotique : jusqu'à 3 semaines après le début des signes avec traitement antibiotique efficace : 5 jours

source : www.inrs.fr

Le système immunitaire

Soi et non-soi

Bien que les vaccins aient été élaborés sans connaissance du système immunitaire, l'existence d'un système de défense de l'organisme était pressentie bien avant sa mise en évidence à la fin du XIXe siècle. Le système immunitaire a d'abord été considéré comme un système de protection contre l'agression par des agents *étrangers* à l'organisme, appelés *non-soi*. La connaissance du système immunitaire s'est depuis affinée, et l'on sait maintenant qu'il est également impliqué dans la surveillance des tumeurs et de l'intégrité du *soi*.

La fonction normale du système immunitaire est de surveiller l'écosystème que constitue l'individu, d'éliminer les cellules mortes, et surtout d'assurer qu'aucun danger ne menace l'intégrité du *soi*. Les aliments et les microbes commensaux, qui vivent avec nous, ne sont pas identifiés comme sources de danger et, normalement, sont donc tolérés. En cas d'infection par un microbe, ou de modification du *soi* induite par un virus ou une tumeur (considéré alors comme *non-soi*), le système immunitaire s'active – notamment grâce à une réponse inflammatoire précoce – pour éradiquer ce qu'il perçoit comme un danger ; cette activation est suivie normalement d'un retour au calme.

Les composés reconnus par le système immunitaire, et capables de le stimuler, sont appelés *antigènes*. Ces *antigènes* sont des fragments de protéine, de lipide (graisse), de glucide (sucre), ou même d'ADN, qui déclenchent une réponse immunitaire s'exprimant par différentes actions comme la multiplication de cellules spécifiques, la production d'anticorps spécifiques ou encore l'activation des vaisseaux. Les *antigènes microbiens* sont des fragments de microbes, reconnus comme étrangers et susceptibles de déclencher une réponse du système immunitaire.

Immunité innée et immunité adaptative

Tous les organismes vivants sont capables de réagir à des agressions physiques ou infectieuses grâce à un système immunitaire appelé *inné*. Celui-ci répond rapidement aux intrusions de toute nature, de manière large et peu ciblée. Les organismes vertébrés, tel que l'être humain, disposent en outre d'un système immunitaire appelé *adaptatif* dont la réponse est très spécifique et adaptée à l'intrus.

Le système immunitaire inné

Le corps est protégé des agressions extérieures par de multiples barrières externes et internes : des barrières physiques, telles que la peau, sont efficaces pour empêcher les poussières, la plupart des microbes et certains produits chimiques de pénétrer dans l'organisme. Les muqueuses, qui constituent des zones d'échanges et des portes d'entrée du monde extérieur, sont protégées par des liquides antiseptiques tels que la salive ou le mucus intestinal. Dans l'intestin, de nombreux micro-organismes commensaux séjournent et se multiplient, assurant, par compétition, une barrière supplémentaire contre l'invasion des micro-organismes pathogènes.

Que ce soit dans la peau ou dans les muqueuses, des cellules du système immunitaire inné assurent une surveillance capable de détecter des éléments étrangers, de les ingérer (ce phénomène s'appelle la *phagocytose*) afin de les détruire et de les présenter au système immunitaire adaptatif ; ces cellules sont les premières à être activées en cas de danger. Leur activation entraîne la sécrétion de diverses substances (*messagers*) qui ont la propriété d'attirer d'autres cellules en renfort. De plus, les cellules phagocytaires activées peuvent ensuite migrer vers des organes spécifiques, comme les ganglions où va s'élaborer la réponse immune adaptative.

Le système immunitaire adaptatif

Les vertébrés supérieurs, qui ont une longue durée de vie, sont amenés à rencontrer de nombreux pathogènes au cours de leur existence, parfois à plusieurs reprises pour un pathogène donné. Le système adaptatif, qui met en jeu les lymphocytes, intervient plus lentement que le système immunitaire inné, mais il est doté d'une capacité d'adaptation à la nature du pathogène, et d'une mémoire, qui permettent une réponse plus rapide et efficace lors d'une deuxième rencontre avec le même microbe.

Lors de la première rencontre avec un pathogène, une première réponse du système immunitaire adaptatif, que l'on appelle *réponse primaire*, va se produire et atteindre son pic au bout d'une dizaine de jours. Si le même pathogène est réintroduit plus tard, la réponse, dite *secondaire*, sera plus rapide (quelques jours), plus intense, et plus adaptée au pathogène. Cette réponse secondaire est l'expression de la mémoire du système immunitaire adaptatif. Toutefois, comme elle est spécifique, elle est inopérante sur l'introduction d'un pathogène nouveau qui engendre donc une nouvelle réponse primaire.

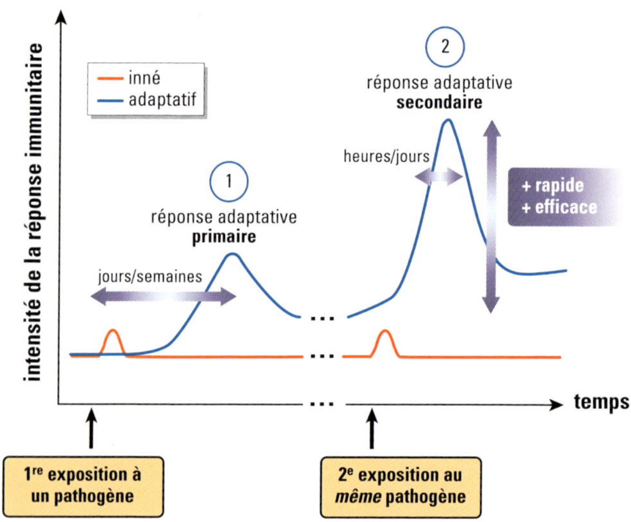

Évolution de la réponse immunitaire adaptative au cours du temps.

La mémoire du système immunitaire adaptatif explique que l'on soit immunisé à vie contre certaines maladies développées dans l'enfance. Par exemple, dans le cas d'une réinfection par le virus de la rougeole, la réponse du système immunitaire, déjà sensibilisé pendant l'enfance, est tellement rapide et efficace que le virus est éliminé avant même d'avoir pu se multiplier. Ce mécanisme est au cœur du principe de la vaccination, dont l'objectif est de protéger la personne vaccinée lors des rencontres ultérieures avec un microbe.

Le tableau suivant présente les principales différences entre immunité innée et immunité adaptative.

immunité innée	immunité adaptative
action *rapide* (heures ou jours)	mise en place relativement *lente* (jours ou semaines)
déclenchée par des *signaux de danger* ou de dégâts au niveau du tissu	déclenchée par la présentation d'un antigène spécifique (par les cellules du système inné)
activée par des *motifs* retrouvés à la surface d'un très grand nombre de microbes	*très spécifique* adaptée à certains microbes déjà rencontrés
réponse standardisée même réponse lors d'une exposition ultérieure au même microbe	*mémoire immunologique* réponse plus rapide et plus forte lors d'une exposition ultérieure au même microbe
cellules impliquées : neutrophiles, macrophages, cellules dendritiques, etc.	cellules impliquées : lymphocytes (B et T)

Organes, cellules et messagers

Pour assurer au mieux sa fonction de veille, le système immunitaire est disséminé dans l'organisme.

Les organes

Les organes impliqués dans notre système immunitaire se répartissent entre organes lymphoïdes primaires et secondaires. Les *organes lymphoïdes primaires* sont les lieux de fabrication des cellules du système immunitaire et le lieu d'éducation des lymphocytes. Les cellules immunitaires, comme toutes les cellules du sang, sont constamment renouvelées au niveau de la moelle osseuse, située à l'intérieur des os, particulièrement des os plats (os de la hanche et sternum). Après leur fabrication, les lymphocytes sont *éduqués* à reconnaître les composants du *soi*. Pour certains lymphocytes, appelés *lymphocytes B* (pour *bone marrow* : « moelle osseuse »), cette éducation se fait dans la moelle osseuse ; pour d'autres lymphocytes, appelés *lymphocytes T* (pour *thymus*), cette éducation se fait au niveau du thymus.

Les *organes lymphoïdes secondaires* sont principalement constitués de la rate, des ganglions et des tissus lymphoïdes associés aux muqueuses. Ces différents organes sont disséminés à travers tout l'organisme, principalement aux portes d'entrée des pathogènes, et jouent le rôle de lieu de rencontre et de dialogue entre cellules du système immunitaire inné et cellules du système immunitaire adaptatif.

Les cellules

Les cellules du système immunitaire sont appelées *globules blancs* ou *leucocytes*. Il en existe une dizaine de types différents, mais nous nous limiterons ici aux cellules phagocytaires et aux lymphocytes.

Les cellules phagocytaires incluent les macrophages et les cellules dendritiques qui détectent le microbe, le détruisent ou le neutralisent, puis présentent des morceaux du pathogène, les antigènes microbiens, aux lymphocytes. Pour remplir leurs fonctions, elles se situent aux endroits stratégiques pour rencontrer des microbes ou des particules : poumons, reins, foie, rate, peau, etc.

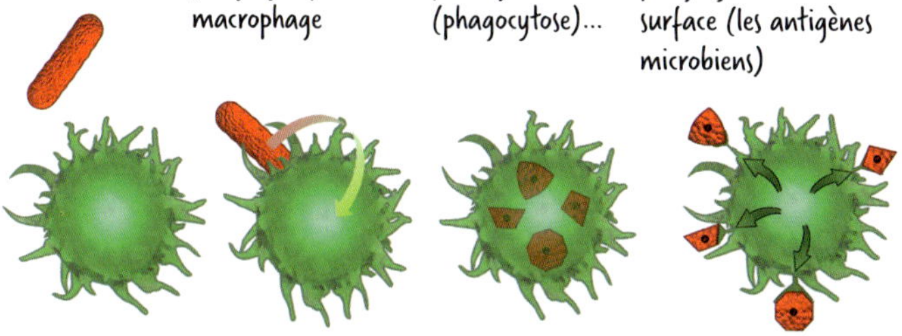

Les lymphocytes B et T sont pourvus de récepteurs capables de reconnaître les antigènes non-soi dangereux, ce qui provoque une réponse spécifique et adaptée.

Les lymphocytes T peuvent jouer plusieurs rôles : certains orchestrent la réponse immunitaire adaptative (lymphocytes T4), d'autres tuent des cellules infectées par un microbe (lymphocytes T8), activent la réponse inflammatoire (Th17) ou encore interviennent dans la régulation de la réponse immunitaire et le retour au calme (lymphocytes T régulateurs).

Les lymphocytes B, une fois activés, produisent les anticorps (*immunoglobulines* ou Ig) capables de reconnaître spécifiquement un antigène et de s'y fixer afin de le neutraliser. Les anticorps sont spécifiques de sorte qu'un anticorps contre le virus de la grippe ne reconnaîtra et ne se fixera que sur le virus de la grippe.

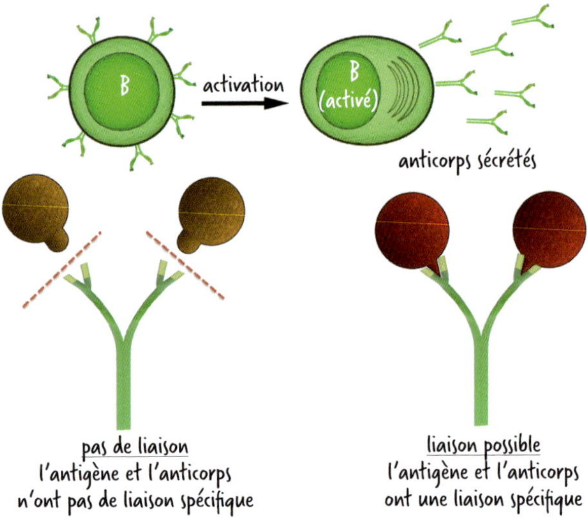

Les anticorps contribuent à l'élimination du microbe soit en l'empêchant de se fixer aux cellules de l'hôte, soit en favorisant sa phagocytose. Les anticorps peuvent également bloquer les toxines sécrétées par le microbe ou activer d'autres mécanismes du système immunitaire comme les processus inflammatoires. Lorsque les anticorps se fixent à l'antigène microbien au niveau d'un site essentiel dans la fonction du microbe, bloquant ainsi son action, on parle de neutralisation du pathogène et l'anticorps est dit *neutralisant*.

Les messagers ou médiateurs

Les cellules participant à la réponse immunitaire communiquent entre elles par des médiateurs, qui ont dans le système immunitaire un rôle équivalent aux hormones – à savoir qu'ils agissent à distance. Ces médiateurs, appelés cytokines, sont produits par des cellules activées pour stimuler d'autres cellules. Par exemple, un macrophage qui phagocyte un microbe produit une cytokine qui va attirer d'autres cellules en renfort, alors qu'un lymphocyte T4 *chef d'orchestre* produit d'autres cytokines qui permettront d'activer des lymphocytes B pour produire des anticorps ou des lymphocytes T8 pour tuer des cellules infectées.

La mise en place de la réponse immunitaire

Prenons le cas d'une blessure au niveau de la peau – une coupure par exemple – qui constitue la porte d'entrée de microbes dans les tissus sous la peau. Quelles sont les différentes étapes d'activation du système immunitaire ?

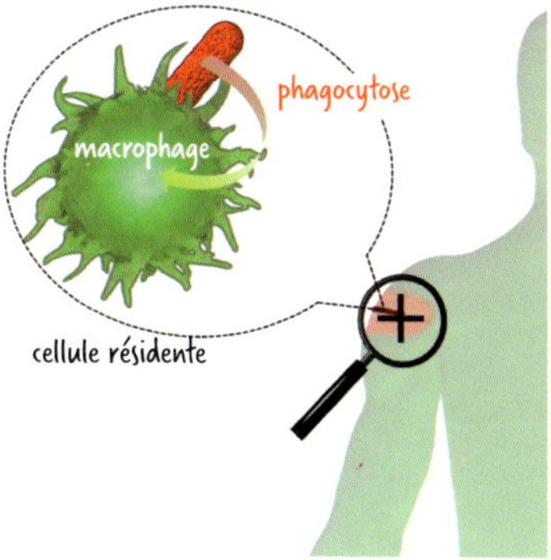

❶ Le système immunitaire inné est activé localement (phase précoce : immédiatement à quelques heures)

Les cellules résidentes présentes dans les tissus, notamment les macrophages, détectent l'entrée du microbe grâce à des récepteurs exprimés à leur surface. Elles le phagocytent, puis donnent l'alerte en sécrétant des cytokines, qui attirent les cellules du système inné qui patrouillent dans le sang. Cette première phase correspond à la réponse inflammatoire au niveau du tissu et elle est associée aux signes principaux de l'inflammation : rougeur, chaleur, gonflement et douleur.

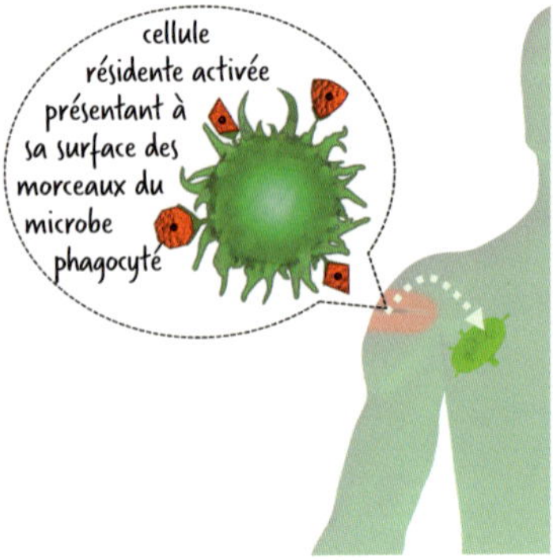

❷ Migration des cellules résidentes activées vers le ganglion le plus proche (quelques heures)

Les macrophages qui ont phagocyté le pathogène présentent à leur surface des morceaux de ce microbe (antigènes microbiens) et des molécules qui reflètent leur activation par les pathogènes phagocytés. Ils quittent alors le tissu et migrent jusqu'au ganglion le plus proche pour présenter aux lymphocytes ces antigènes microbiens et ainsi donner l'alerte.

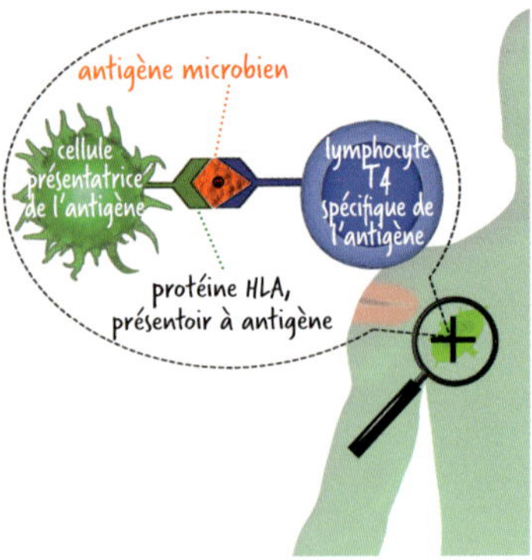

❸ Communication entre systèmes immunitaires inné et adaptatif (7 à 24 heures)

À l'arrivée dans le ganglion, les cellules présentatrices d'antigènes qui ont été activées interagissent avec les lymphocytes T4 (*chefs d'orchestre*) spécifiques de l'antigène. Les lymphocytes T4 reçoivent deux signaux de la cellule présentatrice d'antigène : le premier donne l'information sur l'antigène microbien, le second donne l'information sur l'état d'activation du macrophage (*signaux de danger*). La présence simultanée de ces deux signaux conduit à l'activation du lymphocyte T4 et à sa multiplication à l'identique.

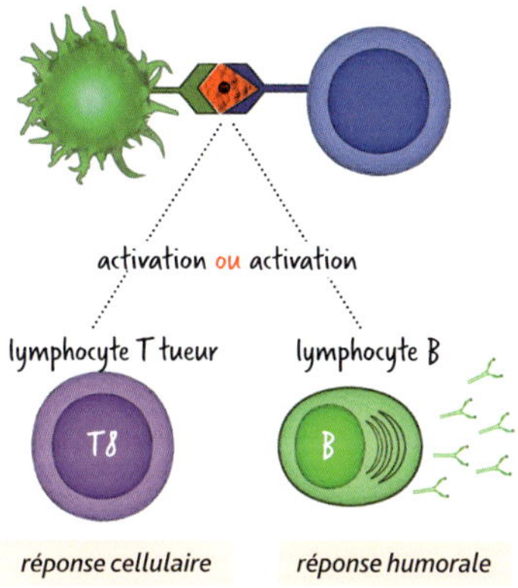

④ Activation du système immunitaire adaptatif (phase tardive : 2 jours)

En fonction des informations que le lymphocyte T4 *chef d'orchestre* reçoit de la cellule présentatrice d'antigène, il active à son tour soit majoritairement les lymphocytes T8 tueurs (*réponse cellulaire*), soit majoritairement les lymphocytes B producteurs d'anticorps (*réponse humorale*). La réponse cellulaire est la mieux adaptée aux microbes infectant des cellules (bactérie intracellulaire ou virus), alors que la réponse humorale est la mieux adaptée aux microbes circulant librement dans l'organisme (bactérie extracellulaire ou parasite). L'activation des lymphocytes B ou T8 conduit à leur multiplication à l'identique et donc au grossissement du ganglion – nous avons tous déjà senti un ganglion sous les aisselles, plus gros qu'à l'habitude, à la suite d'une blessure au bras.

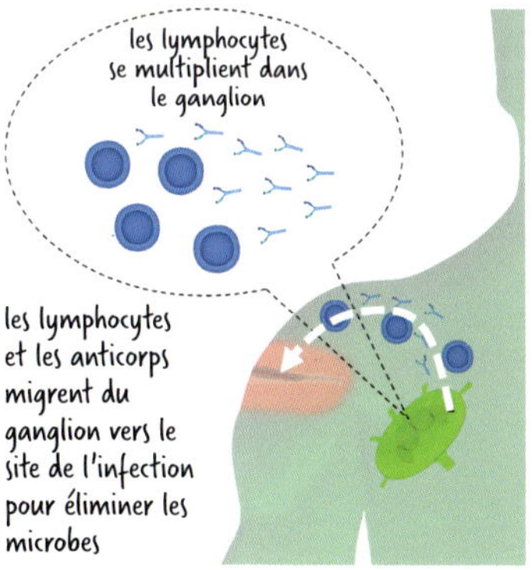

⑤ Migration des lymphocytes et anticorps vers le site de l'infection (3 à 5 jours)

Une fois que l'ensemble des cellules (lymphocytes T4, lymphocytes B producteurs d'anticorps, lymphocytes T8 tueurs des cellules infectées) est opérationnel, ces cellules et les anticorps très spécifiques du microbe sortent du ganglion et migrent vers le lieu de l'infection. Par leur action conjuguée et coordonnée, ils vont alors débarrasser l'organisme du pathogène. En tout, il faut compter environ une semaine pour que la réponse adaptative puisse se mettre en place efficacement au niveau du tissu lésé.

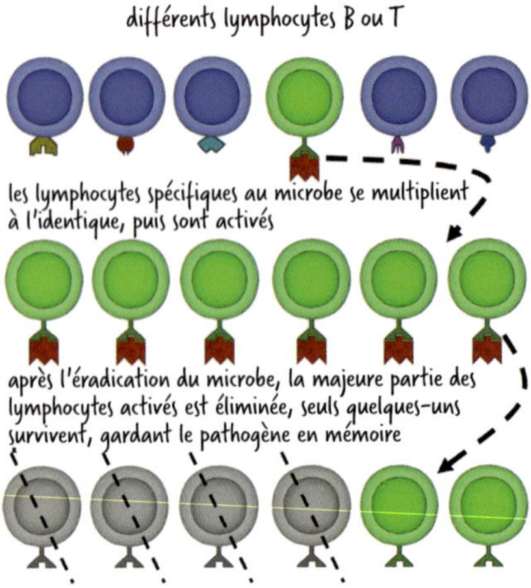

⑥ Retour au calme et mise en place de la mémoire (7 à 10 jours)

La réponse immunitaire est limitée dans le temps et doit s'arrêter lorsqu'il n'y a plus de danger. La phase de réparation dépend du degré de lésion au niveau du tissu et peut prendre dix à quinze jours. Dans le meilleur des cas, les microbes ont été éliminés par les cellules du système immunitaire, les produits de dégradation et les débris cellulaires sont alors phagocytés par les macrophages. La majorité des lymphocytes activés est éliminée. Néanmoins, une faible proportion de lymphocytes T et B activés survit, gardant le pathogène en mémoire. Ce sont ces lymphocytes qui seront activés en cas de nouvelle rencontre avec le même microbe, permettant une réponse plus rapide et plus efficace du système immunitaire adaptatif.

Vaccins
et immunité

Qu’est-ce que la vaccination ?

La *vaccination* utilise la propriété de mémoire du système immunitaire adaptatif. Elle consiste à administrer des fragments d’un pathogène à un individu pour le protéger d’une rencontre ultérieure avec le même pathogène. Les fragments de l’agent pathogène vont activer le système immunitaire qui gardera la mémoire de cette première rencontre. L’idée est de simuler une première rencontre *inoffensive* avec le microbe pour qu’une réponse immunitaire plus efficace se produise lors d’une rencontre ultérieure avec le même microbe.

Les étapes lors de la réponse vaccinale

La cascade de réactions immunitaires lors de la vaccination rappelle en tous points celle qui se produit lors d’une infection et qui a été abordée précédemment.

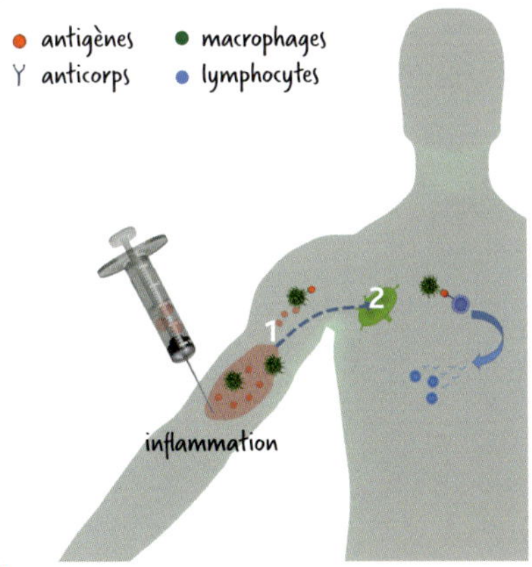

❶ Lors de l’administration du vaccin, l’antigène microbien est capté par une cellule présentatrice d’antigène (CPA) présente au niveau du site d’injection (*immédiatement à quelques heures après la vaccination*).

❷ La CPA phagocyte l’antigène microbien, puis migre vers le ganglion le plus proche pour présenter l’antigène au lymphocyte T4 (*quelques heures après la vaccination*). Le dialogue entre la CPA et le lymphocyte T4 conduit à l’activation de ce dernier (*7 à 24 heures après la vaccination*), qui active à son tour soit majoritairement les lymphocytes T8 *tueurs*, soit les lymphocytes B producteurs d’anticorps (*1 à 2 jours après la vaccination*).

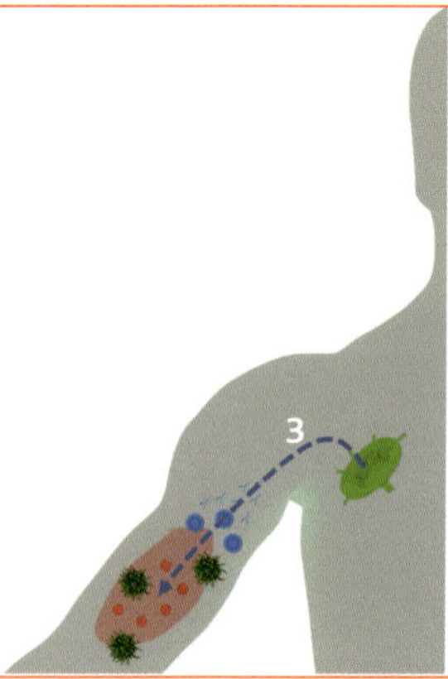

❸ Une fois ces cellules (lymphocytes T4, lymphocytes B producteurs d'anticorps ou lymphocytes T8 tueurs des cellules infectées) opérationnelles, elles sortent du ganglion et se dirigent vers le lieu de l'injection (*3 à 5 jours après la vaccination*).

(d'après O. Leo, A. Cunningham et P.L. Stern, « Vaccine Immunology », in *Understanding Modern Vaccine; Perspectives in Vaccinology*, 2011).

Vaccin *idéal* et vaccin *dans la vraie vie*...

Le tableau ci-dessous fait le parallèle entre les caractéristiques du vaccin *idéal* et les vaccins tels qu'ils existent *dans la vraie vie*.

	vaccin *idéal*	vaccin *dans la vraie vie*
sûreté	ne provoque pas par lui-même d'infection et n'a pas d'effet secondaire	les effets secondaires liés au vaccin sont rares, mais peuvent exister
protection	• protège de la maladie contre laquelle il a été fabriqué • est efficace sur une très longue durée • est efficace sur toutes les populations	• certains vaccins doivent évoluer face à un microbe qui change (par exemple le vaccin contre la grippe) • certains vaccins nécessitent des rappels • l'efficacité de certains vaccins varie selon les populations (par exemple chez les immunodéprimés, les personnes âgées, les non-répondeurs, etc.)

stimulation du système immunitaire	stimule la bonne voie du système immunitaire en fonction du pathogène	certains candidats-vaccins doivent être abandonnés en cours de développement en raison d'une mauvaise stimulation, d'un anticorps non neutralisant, etc.
autres aspects pratiques	• peu cher par dose • biologiquement stable • facile à administrer	• coûts élevés, contraintes de production • nécessite des précautions de conservation et d'administration • tout cela dans un contexte de santé publique à prendre en compte

Sérothérapie et sérovaccination

La *sérothérapie* consiste à utiliser le sérum animal ou humain, riche en anticorps, pour des visées thérapeutiques : les anticorps du donneur vont agir le temps de la durée de vie des anticorps dans l'organisme de l'hôte. Elle s'est développée à la fin du XIXe siècle avec le traitement de la diphtérie par des injections de sérum de cheval hyperimmunisé avec de l'anatoxine diphtérique. Ce type de sérum, dit *hétérologue* (« provenant d'une autre espèce »), a été abandonné du fait des accidents allergiques qu'il risquait de provoquer. De nos jours, on administre de préférence des fragments d'anticorps d'origine humaine.

La *sérovaccination* consiste à associer la sérothérapie à une vaccination : on immunise contre un pathogène ou une toxine par une injection associant un *sérum immun* et un vaccin. Le sérum immun (ou *antisérum*) apporte, par les anticorps qu'il contient, une immunité quasi immédiate, mais de courte durée, contre le microbe ou la toxine ; le vaccin prend le relais après quelques jours en conférant une immunité de longue durée.

La sérovaccination s'utilise principalement pour prévenir le tétanos dans le cas d'une plaie souillée chez un blessé qui n'est pas vacciné ou qui n'a pas reçu ses injections de rappel.

De quoi sont faits les vaccins ?

Les vaccins sont des médicaments particuliers puisqu'ils sont fabriqués à partir d'agents pathogènes, comme des virus ou des bactéries. On classe généralement les vaccins en deux groupes, selon le type d'antigènes qu'ils renferment. Les *vaccins vivants atténués* contiennent des bactéries ou des virus entiers et vivants, mais affaiblis. Administrés dans l'organisme, ils déclenchent une infection *a minima*. Les *vaccins inactivés* contiennent des microbes entiers tués, certains de leurs fragments (sous-unités, protéines, sucres complexes) ou des toxines inactivées. Ils ne peuvent donc pas provoquer la maladie qu'ils doivent prévenir.

L'antigène microbien est le *principe actif*, mais un vaccin réunit d'autres constituants.

Les *stabilisateurs* aident à conserver l'efficacité du vaccin en maintenant l'antigène et d'autres composants stables pendant le stockage. Ils empêchent notamment les composants du vaccin d'adhérer à la paroi du flacon. Ces additifs peuvent être des sucres (comme le lactose et le saccharose), des acides aminés (comme la glycine) ou des protéines (comme l'albumine ou la gélatine).

Des *conservateurs* peuvent également être ajoutés pour prévenir toute prolifération bactérienne ou fongique, plus particulièrement lors de l'utilisation de flacons multidoses utilisés dans les campagnes de vaccination collective. Parmi eux, on peut citer le thiomersal, le phénoxyéthanol (aussi utilisé dans de nombreux cosmétiques) et plus rarement le phénol.

Le *diluant* est un liquide fourni en même temps que le vaccin. Il est utilisé pour diluer le vaccin jusqu'à la bonne concentration, avant son administration. Il s'agit généralement d'eau stérile ou de solution saline stérile.

On peut également retrouver des *traces de composés utilisés lors des étapes de fabrication* du vaccin, les différentes étapes de filtration et de centrifugation réduisant fortement la quantité de ces produits.

Certains vaccins contiennent également un ou plusieurs *adjuvant(s)*, dont la fonction est décrite quelques pages plus loin.

Les antigènes microbiens

Les vaccins vivants atténués

Ces vaccins contiennent des agents vivants, ou capables de se multiplier chez l'hôte, mais le pathogène a été *atténué*, c'est-à-dire rendu moins virulent, pour créer, chez la personne vaccinée, une infection avec peu ou pas de symptômes. Compte tenu du risque infectieux non nul de ces vaccins, ils sont contre-indiqués sur des terrains à risque, notamment chez les immunodéprimés.

avantages	limites et inconvénients
• protection vaccinale très proche de celle qui succède à une infection naturelle • protection vaccinale rapidement obtenue (moins de 14 jours après vaccination) • agissent à faible dose • n'exigent, en général, pas de rappel • ne nécessitent pas d'adjuvants	• il n'est pas toujours possible d'atténuer la virulence d'un microbe tout en lui conservant des capacités immunogènes • risque infectieux, faible mais possible : ces vaccins peuvent être à l'origine de maladies infectieuses vaccinales, notamment sur des terrains à risque comme les immunodéprimés ou les femmes enceintes – certaines personnes pouvant devenir porteurs chroniques (dans le cas par exemple du vaccin poliomyélite oral)

Comment atténue-t-on un pathogène ? Au temps de Pasteur, les bactéries étaient atténuées par différents traitements chimiques – pour le virus de la rage, c'est la moelle épinière de lapin infecté qui était soumise à dessiccation. Grâce à la maîtrise de la culture de cellules en laboratoire depuis les années 1950, les techniques d'atténuation de microbes ont bien changé !

Dorénavant, l'atténuation du pouvoir pathogène peut être obtenue par culture du microbe dans des conditions particulières (milieux nutritifs spécifiques ou cultures à basse température) ou par manipulation génétique. En pratique, on élimine le matériel génétique responsable du pouvoir pathogène du microbe (*gène de virulence*). Il faut bien entendu que ces gènes soient connus, ce qui n'est pas le cas de tous les microbes existants… On obtient ainsi des micro-organismes totalement inoffensifs mais très proches, immunologiquement, du microbe d'origine. Ils sont également intéressants du point de vue de la sécurité puisqu'ils évitent le risque de réversion vers la virulence. Enfin, l'atténuation peut se faire aussi par des techniques dites de *réassortiment* qui permettent de faire présenter par un micro-organisme totalement inoffensif (le *vecteur*), des fragments du pathogène contre lequel on souhaite avoir un vaccin. On peut imaginer à terme faire porter par des vecteurs des fragments provenant de plusieurs agents pathogènes différents et obtenir ainsi des vaccins multivalents.

Les vaccins atténués disponibles en France sont pour la plupart des vaccins dirigés contre des virus, la mise au point de vaccins antibactériens atténués se révélant difficile. Il existe en fait un seul vaccin antibactérien de ce type largement utilisé chez l'homme : le vaccin contre la tuberculose ou bacille de Calmette et Guérin (BCG).

vaccins viraux	vaccin bactérien
fièvre jaune poliomyélite en administration orale rougeole-oreillons-rubéole (ROR) rotavirus varicelle	BCG

Les vaccins non vivants (ou inactivés)

Ces vaccins peuvent contenir le pathogène entier tué, la toxine produite par le microbe et inactivée (*anatoxine*) ou des sous-unités du pathogène qui sont des composés hautement purifiés. Les vaccins inactivés à pathogènes entiers sont généralement bien immunogènes mais peuvent avoir des effets indésirables plus fréquents. Au contraire, les vaccins constitués de fractions antigéniques ou de sous-unités permettent généralement d'induire une stimulation immunitaire plus ciblée et une meilleure tolérance. C'est ainsi que le vaccin anticoquelucheux à germe entier, qui était mal toléré, a été remplacé en France par le vaccin acellulaire (sans cellule, composé de protéines bactériennes purifiées).

avantages	limites et inconvénients
• aucun risque infectieux • dans le cas des vaccins constitués de sous-unités : stimulation immunitaire plus ciblée et meilleure tolérance	• vaccins souvent moins immunogènes s'agissant de microbes tués ou de fragments de microbes • nécessitent généralement d'être administrés à des doses plus élevées, éventuellement en présence d'adjuvant, et avec des rappels pour induire une bonne immunité à long terme

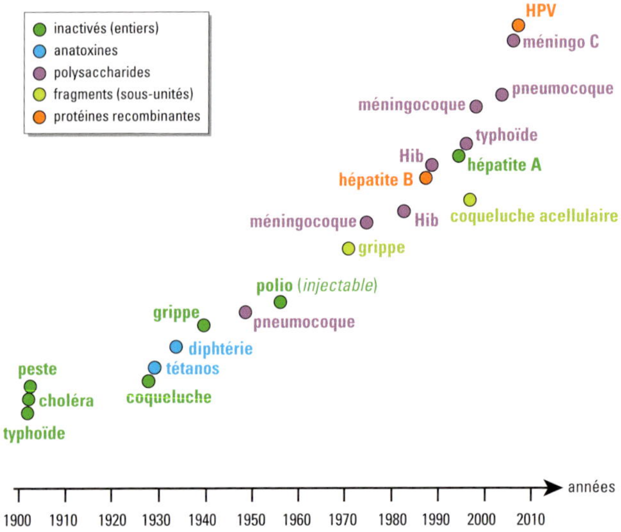

Composition des vaccins non vivants et dates de mise sur le marché (d'après O. Leo, A. Cunningham et P.L. Stern, « Vaccine Immunology », in *Understanding Modern Vaccine; Perspectives in Vaccinology*, 2011). Notes : les polysaccharides sont des sucres purifiés (souvent synthétisés chimiquement) ; les protéines recombinantes sont des protéines purifiées (fabriquées par génie génétique) ; Hib = *Haemophilus influenzae type b*.

Vaccins monovalents, polyvalents ou combinés

Les *vaccins monovalents* ne renferment qu'un seul antigène et sont donc dirigés contre une seule maladie. Par exemple, le vaccin Stamaril® contre la fièvre jaune est un vaccin monovalent.

Les *vaccins polyvalents* (ou multivalents) renferment plusieurs antigènes d'un même agent infectieux. Par exemple, les vaccins contre les infections à pneumocoque Prevenar 13® et Pneumo 23® contiennent respectivement 13 et 23 antigènes du pneumocoque.

Les *vaccins combinés* (ou en association) renferment des antigènes de plusieurs agents infectieux différents. Par exemple, les vaccins M-M-R VaxPro® et Priorix® contre la rougeole, la rubéole et les oreillons sont des vaccins combinés.

Par abus de langage, le terme *polyvalent* est aujourd'hui souvent utilisé pour désigner des vaccins combinés, pour les opposer aux monovalents dirigés contre une seule maladie.

Les adjuvants

Les premiers vaccins mis au point étant constitués de pathogènes entiers, ils ne nécessitaient pas d'adjuvant pour déclencher une réponse immunitaire suffisante. C'est avec la production des sérums antitétanique et antidiphtérique que l'on observa l'insuffisance de cette réponse après injections d'anatoxines purifiées, et que la notion d'adjuvant vit le jour. Ramon conclut en 1925 que la production d'antitoxines par les chevaux était meilleure lorsqu'on générait des abcès ou d'autres réactions inflammatoires chez l'animal. Il se tourna alors vers des substances diverses (tapioca, saponine, et même miettes de pain !), appelées adjuvants, qui amélioraient fortement la réponse en anticorps lorsqu'elles étaient injectées en même temps que l'antigène. En 1926, Glenny conçoit le premier vaccin antidiphtérique avec des sels d'aluminium comme adjuvant.

Depuis la fin des années 1920, les adjuvants sont donc utilisés pour augmenter la réponse immunitaire contre l'antigène microbien contenu dans le vaccin. Étant donné leur capacité immunogène, les vaccins vivants atténués ne nécessitent pas d'adjuvant, contrairement à la plupart des vaccins inactivés.

Les adjuvants permettent de réduire la quantité d'antigène par dose (une propriété intéressante en cas de pandémie lorsqu'il est nécessaire de fabriquer un nombre important de doses de vaccin). Ils permettent également de réduire le nombre de doses nécessaires pour assurer une bonne immunisation, et renforcent la réponse immunitaire chez des personnes *faibles répondeurs* ou avec un certain degré d'immunosuppression (notamment les personnes âgées).

Les adjuvants les plus utilisés sont, encore aujourd'hui, les sels d'aluminium, mais depuis quelques années, de nouveaux adjuvants ont été développés.

Ils peuvent être classés en différents groupes :

- les sels minéraux dont les sels de calcium et les sels d'aluminium ;
- les émulsions composées d'un mélange huile et eau (par exemple les adjuvants MF59 et AS03, avec du squalène et de l'eau) ;
- les dérivés bactériens qui sont souvent des extraits de membranes bactériennes (lipopolysaccharide ou LPS, monophosphoryl lipid A ou MPLA, et RC-529) ;
- les glucides ou carbohydrates ;
- les liposomes (vésicules artificielles formées de couches de lipides) ou virosomes (liposomes incluant des protéines virales).

Les adjuvants sont utilisés depuis environ un siècle, mais la connaissance de leur mécanisme d'action est récente, leur rôle étant mieux compris à la lumière de travaux actuels sur l'immunité innée qui ont valu à Jules Hoffmann, Ralph Steinman et Bruce Beutler, le prix Nobel de médecine en 2011.

Nous avons vu qu'un vaccin a pour but d'induire chez un individu, sans lui nuire, les réactions immunitaires qu'il développerait normalement en réponse à une attaque par un pathogène. Dans un vaccin, l'antigène microbien permet d'induire une réponse spécifique mais, pour être efficace, le vaccin doit d'abord stimuler les cellules du système immunitaire inné qui activeront à leur tour les cellules du système immunitaire adaptatif. Lorsque certains antigènes microbiens vaccinaux ne stimulent pas suffisamment le système immunitaire inné, il faut leur ajouter un adjuvant.

Faisons un petit retour en arrière sur la cascade de réactions immunitaires consécutives à l'entrée d'un microbe. Dès l'entrée du microbe au niveau du tissu, les cellules résidentes (macrophages et cellules dendritiques) le reconnaissent et le phagocytent. Comment se fait cette reconnaissance ? On sait maintenant que les cellules résidentes possèdent des récepteurs (*Pathogen-Recognition-Receptor* ou PRR) capables de détecter certains motifs (*Pathogen-Associated-Molecular Pattern* ou PAMP) retrouvés à la surface de nombreux pathogènes. Les dérivés bactériens comme le lipopolysaccharide (LPS) ou le Monophosphoryl lipid A (utilisés comme adjuvant) sont des motifs PAMP.

Grâce à ses récepteurs PRR, le macrophage peut détecter les motifs PAMP qui indiquent que ce microbe est un pathogène, et le phagocyter. C'est aussi grâce à ces motifs que le macrophage va produire des signaux de danger (signal 2) en plus de la présentation de l'antigène microbien au lymphocyte T4 (signal 1).

Contrairement aux vaccins vivants atténués, les vaccins inactivés (notamment ceux constitués de sous-unités, de protéines recombinantes ou d'anatoxines) sont dépourvus de ces motifs PAMP. Les adjuvants, en activant les récepteurs PRR des macrophages, permettent de compenser l'absence de PAMP dans ces vaccins, et donc de signaler que ces antigènes sont à associer à des pathogènes.

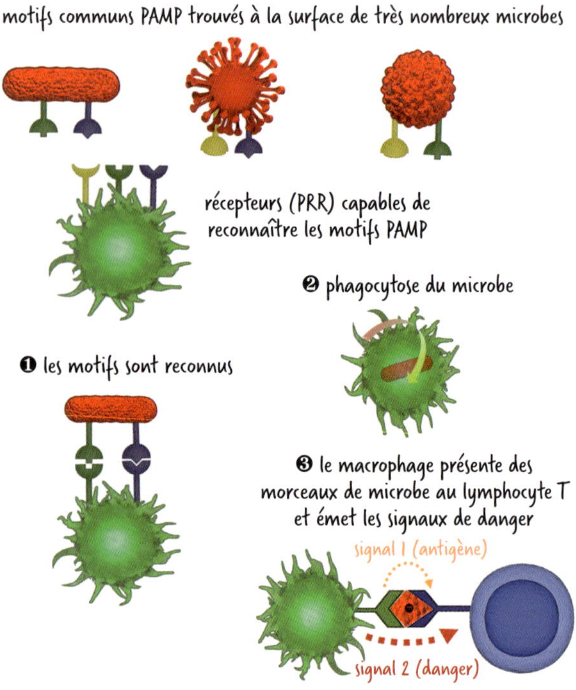

L'aluminium adjuvant, comment cela marche-t-il ?

Les sels d'aluminium sont les plus anciens adjuvants utilisés. Les formes les plus utilisées sont l'hydroxyde et le phosphate d'aluminium, et le phosphate double aluminium et potassium. On a longtemps pensé que le rôle de l'aluminium était de présenter plus efficacement l'antigène (Ag) aux cellules présentatrices d'antigène (CPA), et permettait un contact plus long entre l'Ag et la CPA. L'analyse des mécanismes moléculaires de la présentation antigénique a montré récemment (en 2007-2009) que les sels d'aluminium agissent en stimulant la réponse antipathogène du système immunitaire inné, jouant ainsi le rôle du signal de danger.

La fabrication des vaccins

Cinq laboratoires pharmaceutiques se partagent 80 % du marché mondial des vaccins, à savoir : Sanofi-Pasteur, GlaxoSmithKline, Merck, Pfizer et Novartis. Pourquoi une telle concentration ?

La production des vaccins est une activité de très haute technologie, nécessitant un savoir-faire pointu, des équipements sophistiqués et des investissements considérables comparés à ceux requis pour des médicaments classiques. La multiplicité des contrôles d'efficacité et de sécurité augmente les délais de mise sur le marché des vaccins par rapport aux médicaments classiques. En conséquence, seuls quelques laboratoires pharmaceutiques ont les moyens techniques et financiers permettant de produire des vaccins.

De la conception à la commercialisation

Il faut compter entre 10 et 20 ans pour développer un vaccin (12 ans en moyenne) et, de fait, les vaccins font partie des produits pharmaceutiques les plus difficiles et les plus longs à mettre au point. Ils concernent une large population – notamment pédiatrique – d'individus sains, et la sécurité est donc un enjeu majeur : celle-ci est évaluée à chaque étape de leur développement, et la surveillance se poursuit longtemps après la mise sur le marché du vaccin.

De nombreuses étapes sont nécessaires, de la conception à la commercialisation du vaccin.

❶ *Comprendre la maladie* consiste à la caractériser (diagnostic fiable, données épidémiologiques) et à identifier la physiopathologie et les mécanismes de défense du corps humain.

❷ *Comprendre l'agent pathogène associé à la maladie* implique bien sûr de l'identifier, de le caractériser (propriétés biochimiques et physiques, antigènes, modalités de prolifération, etc.), mais également d'en identifier les réservoirs (source, vecteur), et de générer des modèles animaux capables de mimer la maladie de l'homme.

❸ *Fabriquer différents vaccins candidats* (études précliniques) consiste à trouver des méthodes d'inactivation ou d'atténuation du pathogène, à sélectionner et à purifier l'antigène approprié susceptible de stimuler la réponse immunitaire, et enfin – si nécessaire – à trouver l'adjuvant le plus adapté à ce microbe. Il faut en outre démontrer la stabilité, l'innocuité et l'immunogénicité du candidat-vaccin, ainsi que son aptitude à protéger contre la maladie dans des modèles animaux. Une fois toutes ces étapes réalisées, on produit des lots pilotes permettant de passer à l'étape suivante.

❹ L'*étude clinique chez l'être humain* comporte trois phases (phases I, II et III) qui visent à déterminer à la fois l'efficacité et la sécurité du vaccin pour l'être humain, mais aussi les doses optimales et l'éventuelle place du vaccin dans le calendrier vaccinal. Cette étape longue prend entre 9 et 14 ans. Lorsque les résultats de l'étude clinique sont positifs, il faut enregistrer un dossier d'autorisation de mise sur le marché.

❺ La demande d'*autorisation de mise sur le marché* (AMM) se fait auprès de l'Agence européenne pour l'évaluation des médicaments (EMA) dans le cas de la procédure centralisée (210 jours de délais hors procédure d'urgence). La réglementation européenne relative aux AMM pour les médicaments à usage humain classe les vaccins dans les médicaments immunologiques. Une AMM n'est délivrée qu'après l'évaluation de la qualité, de l'efficacité et de l'innocuité du vaccin, c'est-à-dire après une appréciation du rapport bénéfice/risque.

❻ Pour l'étape de *production du vaccin à des fins commerciales*, 70 % du temps de production du vaccin sont dédiés aux contrôles qualité (100 à 500 tests qualité sont réalisés par production de lot). La production prend généralement entre 6 à 24 mois.

❼ Les *études de suivi post-AMM* visent à détecter des effets indésirables rares (non détectés lors des études cliniques), des interactions avec d'autres vaccins ou, plus largement, d'autres médicaments. La pharmacovigilance s'accomplit ainsi sur le terrain, dans la vraie vie, et non sur la population restreinte des essais cliniques.

	développement préclinique	**développement préclinique**			**suivi post-AMM**
		phase I	**phase II**	**phase III**	**phase IV**
test	mise au point du candidat-vaccin	• tolérance • première administration chez l'homme	• immuno-génicité • choix de la dose • choix du schéma vaccinal	• efficacité vaccinale • études pivots pour le dossier d'enregistrement	• pharmaco-épidémiologie • études post-AMM
cohorte moyenne		10 à 100 individus	50 à 500 individus	plusieurs milliers d'individus de la population ciblée	population générale

Phases de développement d'un nouveau vaccin (d'après O. Launay, « Recherche publique et privée autour des vaccins en France », in *ADSP*, **71**, juin 2010).

Les essais cliniques

« Surveillés et contrôlés de près par les autorités sanitaires, les essais cliniques constituent une étape essentielle entre le laboratoire de recherche et le malade. Ils permettent de valider ou d'invalider une hypothèse scientifique issue de la recherche fondamentale. Avec pour résultat attendu la mise en place de nouvelles stratégies thérapeutiques et de nouvelles perspectives de recherche.

Qui peut participer ? • Des patients sous traitement ou des personnes non malades. Le recrutement se fait chez le médecin, par voie d'affichage ou par annonces, mais on peut aussi se porter volontaire auprès des centres d'investigation clinique (CIC) ou des sociétés pharmaceutiques. Chaque étude possède des critères d'inclusion, fondés sur l'âge, le sexe, le type et le stade de la maladie, les antécédents médicaux, les maladies associées, qui garantissent l'homogénéité des groupes, et donc l'obtention de résultats fiables et pertinents.

À quels essais ? • Le site www.notre-recherche-clinique.fr localise les essais conduits en France, d'après le Répertoire public des essais cliniques de médicaments menés par des promoteurs hospitaliers, académiques et industriels. Des répertoires internationaux existent (*Clinical Trials et My Clinical Trial Allocator*). On peut aussi consulter les bases spécialisées sur le cancer, *via* l'Institut national du cancer, ou sur les maladies orphelines, *via* Orphanet. »

Extraits du dossier « Essais cliniques », in *Science & santé*, **16**, Inserm, www.inserm.fr/actualites/rubriques/magazine-science-sante/archives-du-magazine

Les étapes de fabrication des vaccins

La *fabrication du principe actif* (l'antigène microbien) est la première étape de fabrication d'un vaccin. Cette étape est réalisée dans un environnement stérile pour éviter toute contamination, et nécessite de constituer une banque de *germes* (virus ou bactéries) qui doivent garder des propriétés constantes afin de produire des vaccins de qualité et des lots reproductibles (stocks congelés ou lyophilisés).

La *mise en culture* des bactéries exige la maîtrise des paramètres de culture (temps, température, pression, pureté, concentration, aspect des bactéries, aération) qui sont donc soumis à des contrôles de qualité exigeants. Elle se fait généralement dans de gros fermenteurs (de 20 000 à 30 000 litres) pour obtenir suffisamment de bactéries. Les virus n'ayant pas la capacité de se multiplier de façon autonome, on cultive au préalable des cellules animales qui sont ensuite infectées avec le virus. Ces cellules, et tous les produits utilisés pour la culture (milieux de culture, sérum, antiseptiques), sont soumis à des règles de qualité et de traçabilité (contrôles des banques cellulaires pour vérifier la qualité des cellules, leur stérilité, l'absence de contamination, etc.).

Le germe est ensuite purifié par une succession d'étapes, puis inactivé si nécessaire. L'étape d'inactivation ne doit ni altérer les propriétés immunogènes du microbe, ni laisser de résidus indésirables. Elle peut se faire par la chaleur ou à l'aide d'agents chimiques (par exemple formol, formaldéhyde).

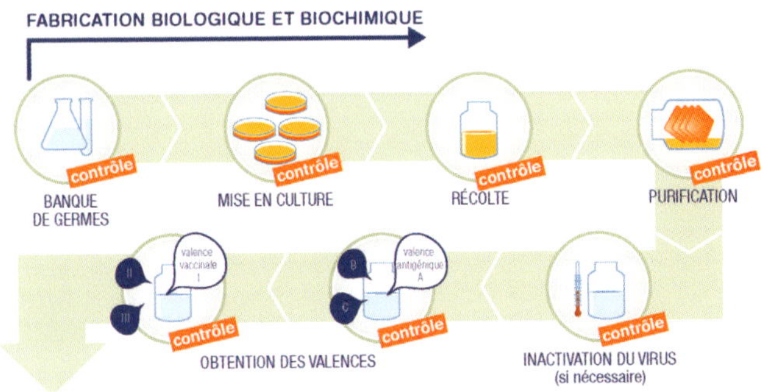

Fabrication biologique et biochimique d'un vaccin (source : Leem, *Les entreprises du médicament*, septembre 2013). Note : la valence est le nombre de souches microbiennes présentes dans un vaccin.

Une fois le principe actif produit, il faut passer à la fabrication pharmaceutique : ajout (si nécessaire) des adjuvants, stabilisateurs et conservateurs, remplissage des seringues ou des flacons, lyophilisation, étiquetage et conditionnement des produits, avant l'expédition. Toutes ces procédures doivent se conformer à une réglementation très précise.

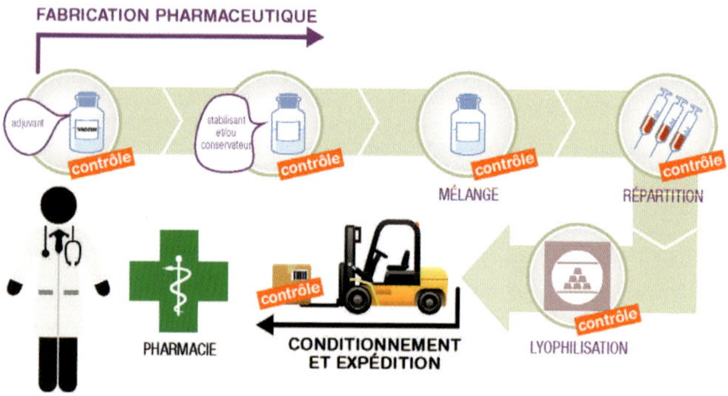

Fabrication pharmaceutique d'un vaccin (source : Leem, *Les entreprises du médicament*, septembre 2013).

L'accident de Lübeck

La tuberculose, très redoutée, était la maladie infectieuse la plus répandue au XIXe siècle, provoquant des lésions pulmonaires, mais aussi osseuses ou cérébrales. Lorsqu'elle est bénigne, une première infection (primo-infection) peut induire une protection. Avec la découverte de l'agent causal par Koch, et la connaissance de la tuberculine, produite par le bacille, de nombreux essais vaccinaux ont été tentés, sans succès. Seuls les animaux guéris, mais hébergeant encore des bacilles vivants, étaient protégés. Calmette et Guérin ont montré que le bacille responsable de la tuberculose bovine pouvait conférer une immunité, et ont obtenu une forme atténuée stable de ce bacille appelée bacille de Calmette et Guérin (BCG) en 1921. Cette bactérie modifiée se multiplie chez l'homme sans provoquer de maladie, et l'immunise contre le bacille de Koch virulent. Cette réaction s'accompagne d'une sensibilisation à la tuberculine, que l'on détecte par la cutiréaction. Très rapidement, la vaccination des nouveau-nés est instaurée en France et dans les pays scandinaves. En 1929, le service de santé de la ville de Lübeck décide de vacciner les nouveau-nés de la ville contre la tuberculose et reçoit une culture de BCG de l'Institut Pasteur, à charge pour lui de le cultiver pour produire le vaccin. Les nouveau-nés sont vaccinés, et certains déclenchent une tuberculose. La campagne de vaccination est rapidement arrêtée et, sur les 256 enfants vaccinés, 72 sont morts d'une tuberculose généralisée, 131 ont développé une tuberculose clinique avec guérison, et 41 ont été infectés par la tuberculose, mais sans présenter de symptômes de la maladie.

Le scandale est énorme et, en 1931, Calmette est mis en accusation à Lübeck. Il est mis hors de cause lorsque l'enquête montre que la culture vaccinale du BCG n'était pas pathogène, mais qu'elle a été contaminée par des bacilles de Koch virulents lors de la production du vaccin. Les responsables du programme vaccinal de Lübeck, Georg Deycke et Ernst Altstaedt, respectivement chef du service de santé et directeur de l'hôpital de Lübeck, sont jugés coupables par négligence, et sont condamnés à des peines de prison.

Que s'est-il passé à Lübeck et quels enseignements tirer de cette catastrophe ? Le vaccin a été produit dans un laboratoire qui cultivait le bacille de Koch virulent ! Il y a eu erreur de manipulation et des bacilles de Koch ont été mélangés au BCG. De plus, il n'y a pas eu de contrôle d'innocuité avant la vaccination, comme recommandé par l'Institut Pasteur.

Cet accident à grande échelle a mis l'accent sur l'importance de surveiller la production des vaccins. Les bonnes pratiques de fabrication d'un vaccin, appliquées dans le monde entier, incluent l'interdiction de produire des vaccins dans un laboratoire de microbiologie cultivant des pathogènes virulents, le contrôle de la pureté des cultures vaccinales et le contrôle de l'innocuité de tous les lots de vaccins produits.

L'accident de Cutter

La poliomyélite est une maladie virale souvent bénigne, mais dont la forme grave provoque des atrophies musculaires paralysantes, persistantes après guérison. En 1954, le biologiste américain Jonas Salk parvient à mettre au point un vaccin injectable en inactivant le virus par traitement au formaldéhyde. Après les tests d'efficacité et d'innocuité, la production du vaccin à grande échelle est confiée à cinq laboratoires. En 1955, des cas d'enfants atteints de poliomyélite après vaccination sont rapportés aux autorités locales de santé, la paralysie commençant par le bras qui avait reçu le vaccin. Ces cas concernent principalement des enfants ayant reçu le vaccin produit par Cutter Laboratories, situé en Californie. Parmi les enfants vaccinés, 56 ont développé une poliomyélite paralytique (dont cinq en sont morts), ce qui provoqua une épidémie touchant au total 40 000 personnes.

Que s'est-il passé au Cutter Laboratories ? Certains lots de vaccins contenaient des virus vivants responsables de la paralysie. Il ne s'agissait pas ici de mélanges de cultures, mais d'un défaut d'inactivation du virus. Lors de la préparation des stocks de virus, se sont en effet formés des amas viraux, de sorte que les virus situés au cœur de ces amas ont été rendus inaccessibles au formaldéhyde et n'ont donc pas inactivés. Il y eut également une défaillance des contrôles, seuls quelques lots ayant été contrôlés en début de production.

Quels enseignements tirer de cette catastrophe ? Le processus de fabrication des vaccins a depuis été modifié : les virus produits sont désormais filtrés afin d'éliminer les agrégats avant inactivation, et la durée du traitement d'inactivation a été augmentée. Par ailleurs, tous les lots de vaccins sont à présent testés avant leur libération, et le nombre d'échantillons testés par lot a été augmenté.

Contrôle des vaccins et libération de lots

Afin d'assurer la qualité, la pureté et la sécurité du produit final, le processus de fabrication est jalonné de contrôles tout au long de la chaîne, des intermédiaires de production aux produits finis. Sont notamment testées l'activité *in vitro* et *in vivo*, la stabilité, la sécurité microbiologique et virale ou la toxicité spécifique.

La *libération de lots* est un dispositif réglementaire issu des directives européennes permettant de garantir que la qualité de tous les lots de vaccins mis sur le marché européen a été contrôlée par une *autorité nationale indépendante* parallèlement au fabricant. Lorsque le résultat des contrôles est conforme, l'autorité qui a effectué les contrôles autorise la circulation du lot sur l'ensemble du marché européen en délivrant un certificat de libération de lot. L'Agence nationale de sécurité du médicament et des produits de santé (ANSM), *via* ses laboratoires, est le premier acteur dans ce domaine en Europe (libération d'environ 40 % des lots de vaccins utilisés en Europe et d'environ 50 % des doses de vaccins administrées en France chaque année). Cette agence contribue également largement aux programmes de vaccination des Nations-Unies (libération de lots pour l'OMS). La libération, lot par lot, par une autorité indépendante en parallèle des contrôles du fabricant, est une garantie supplémentaire de sécurité et de qualité pharmaceutique des vaccins en situation réelle d'utilisation.

Le cas particulier des procédures d'urgence

Dans l'Union européenne (UE), la procédure d'autorisation d'un nouveau vaccin prend normalement environ 7 mois (210 jours). Dans le cas d'une pandémie, ce délai n'est pas acceptable. Dans le cas des vaccins pandémiques, deux procédures peuvent être utilisées au sein de l'UE : la procédure dite du *vaccin prototype* (ou *mock-up*) et la *procédure d'urgence*.

La procédure du *vaccin prototype* consiste à adapter un vaccin précédemment conçu pour fabriquer un vaccin pandémique. Cette procédure permet de développer un vaccin à partir d'une souche virale très proche de celle capable de générer une pandémie, puis d'autoriser ce prototype immédiatement disponible en cas de pandémie. Cette procédure a été utilisée lors de la pandémie de H1N1 de 2009. Entre 2005 et 2009, des données de qualité, d'efficacité et de tolérance ont été collectées pour des vaccins contre la grippe H5N1, évalués selon la procédure habituelle et hors de toute situation de pandémie. Lorsque la souche virale responsable de la pandémie H1N1 a été identifiée en 2009, il a suffi de l'introduire dans le vaccin prototype (*vaccin prépandémique* pour lequel l'approbation réglementaire avait déjà été accordée), puis de demander une autorisation comme vaccin final contre la pandémie. Le vaccin prototype est spécifiquement conçu pour imiter le vaccin final (mêmes modes de production, même composition, même mode d'administration), de sorte que les données issues de ce vaccin prototype puissent être utilisées pour évaluer la sécurité et l'efficacité du vaccin pandémique final. Une fois la souche pandémique introduite dans le vaccin prépandémique, toutes les nouvelles données produites (clinique, stabilité, efficacité) sont soumises aux autorités et mises à jour.

La *procédure d'urgence* permet d'accélérer la procédure d'approbation pour un vaccin mis au point après le début d'une pandémie. L'autorisation de ces vaccins pandémiques est considérée comme prioritaire par l'agence et les informations fournies par le laboratoire sont évaluées dans un délai accéléré (environ 70 jours au lieu de 210 jours). Contrairement à la procédure des vaccins prototypes, le laboratoire soumet un dossier complet pour admission. Toutefois, dans ce contexte d'urgence, le laboratoire peut fournir les données au fur et à mesure du développement du vaccin alors que la procédure classique impose que toutes les données aient été collectées au moment de la transmission du dossier.

Les vaccins qui disposent d'une approbation accélérée demeurent soumis à une régulation stricte et à des contrôles continus pour assurer la sécurité et la qualité du vaccin.

Pourquoi faut-il se faire vacciner tous les ans contre le virus de la grippe ?

Le virus de la grippe appartient à une grande famille de virus capables d'infecter l'homme, les oiseaux et d'autres animaux. L'hémagglutinine (H) et la neuraminidase (N) sont les protéines de surface du virus reconnues par le système immunitaire. L'hémagglutinine assure la fixation du virus aux cellules sensibles et la neuraminidase permet le détachement des particules virales après infection. Il existe 16 hémagglutinines différentes (H1 à H16) – mais seuls les virus exprimant H1, H2 et H3 sont contagieux pour l'être humain – et 9 neuraminidases (N1 à N9) – mais seuls les virus exprimant N1 et N2 peuvent contaminer l'être humain. Les différents virus sont nommés en fonction de leurs protéines H et N : H1N1 (homme), H2N3 (homme), H5N1 (oiseaux et porc), etc.

Des études rétrospectives ont permis d'établir une chronologie de l'apparition des espèces virales : H1N1 (1918-1957, réapparu depuis 1977), H2N2 (de 1957 à 1968) et H3N2 (de 1968 à nos jours).

D'une année sur l'autre, le virus de la grippe se modifie, de sorte que le système immunitaire ne le reconnaît plus ! Les épidémies saisonnières sont causées par les *dérives*, résultats de mutations induisant de petites différences d'une année sur l'autre qui obligent à un changement de souches vaccinales. Les pandémies sont causées par des modifications brutales du virus appelées cassures. Celles-ci sont causées par d'importantes modifications génétiques (recombinaisons génétiques) qui donnent naissance à de nouveaux virus exprimant des protéines antigéniques totalement différentes du virus dont elles dérivent.

La surveillance mondiale de la grippe est coordonnée par l'OMS : 118 postes dans 81 pays analysent les virus qui circulent tout au long de l'année afin de détecter les variants au fur et à mesure de leur apparition. Chaque année – en février pour l'hémisphère Nord et en septembre pour l'hémisphère Sud –, l'OMS actualise la composition du vaccin en fonction des souches qui ont majoritairement circulé durant l'hiver de l'autre hémisphère et qui sont les plus susceptibles d'être présentes lors de l'hiver suivant. L'OMS fournit également les souches de référence à partir desquelles les stocks vaccinaux seront constitués. Ces souches sont testées, et le vaccin mis en fabrication selon le même protocole pour tous les fabricants : chaque type de virus vaccinal est obtenu par recombinaison entre une souche atténuée et une souche portant les gènes codant les protéines H et N spécifiques de la recommandation annuelle. Le virus hybride est ensuite testé afin de vérifier qu'il produit bien les protéines H et N attendues. Le nouveau vaccin préparé à partir du vaccin précédent peut être prêt en six mois. Suivant les années, le vaccin est plus ou moins efficace selon les mutations qui ont eu lieu entre février et octobre.

Épidémiologie
et couverture vaccinale

Notion d'immunité de groupe

Nous allons étudier trois situations qui traitent du cas d'une maladie contagieuse.

individu en bonne santé non immunisé

individu en bonne santé immunisé (vacciné ou ayant déjà contracté la maladie)

individu malade et contagieux

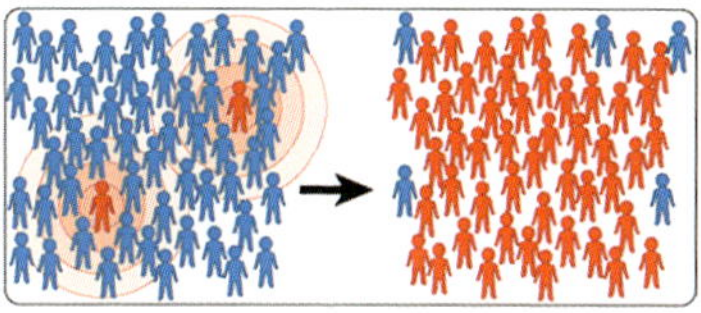

Situation n°1 • Des individus infectés contagieux se trouvent dans une population dans laquelle personne n'est immunisé (naturellement ou par vaccination). Les individus infectés contaminent leur entourage et, de proche en proche, la maladie se répand largement dans la population, entraînant une épidémie.

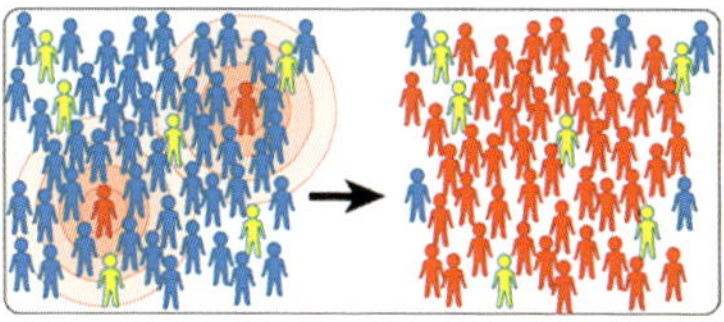

Situation n°2 • Des individus contagieux se trouvent dans une population où quelques personnes sont immunisées. La maladie contagieuse se répand dans une bonne partie de la population, entraînant une épidémie, mais les personnes immunisées restent indemnes.

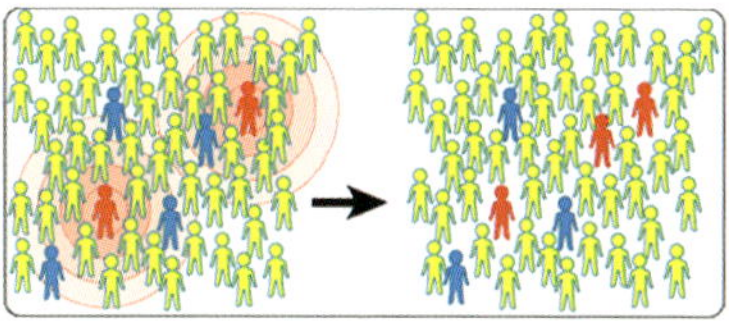

Situation n°3 • Des individus contagieux sont présents dans une population dont une grande partie est immunisée. Les personnes immunisées sont indemnes et font barrage entre les individus contagieux et les individus non immunisés. L'épidémie n'a pas lieu et la plupart des personnes non immunisées sont également indemnes.

La transmission d'une maladie contagieuse dans une population donnée est directement liée à la proportion de sujets réceptifs à cette maladie. Elle diminue lorsque le nombre de personnes immunisées augmente. Lorsque ce nombre devient suffisamment important, le pathogène cesse de circuler, exerçant un effet protecteur sur l'ensemble de la population, y compris sur les rares personnes non immunisées. Cet effet s'appelle *l'immunité de groupe*, il permet de protéger notamment les individus sensibles au pathogène mais qui ne peuvent pas être vaccinés en raison d'une contre-indication vaccinale. La protection conférée par l'immunité de groupe concerne les maladies transmissibles par voie orale, mais également celles transmises par voies muqueuse ou sanguine (contact direct, seringues, etc.).

Pour une population donnée, il existe un seuil critique de personnes immunisées en dessous duquel une épidémie risque d'apparaître, et un seuil au-delà duquel la maladie s'éteindra, faute d'un nombre suffisant de sujets réceptifs susceptibles de transmettre la maladie.

La couverture vaccinale

La *couverture vaccinale* (CV) indique la proportion de personnes correctement vaccinées dans une population à un moment donné :

$$CV\ (\%) = \frac{\text{nombre de personnes vaccinées dans une population à un moment donné}}{\text{nombre de personnes dans cette même population au même moment}}$$

Pour qu'une maladie infectieuse à transmission strictement interhumaine puisse être contrôlée, voire éliminée, il est nécessaire d'obtenir une couverture vaccinale suffisante. Le niveau nécessaire dépend essentiellement de la transmissibilité de la maladie : plus une maladie est contagieuse, plus la couverture vaccinale doit être élevée pour limiter la propagation du pathogène d'un individu à un autre.

La mesure de la couverture vaccinale permet d'évaluer l'application d'un programme de vaccination. Il existe en France un niveau préconisé de couverture vaccinale : pour les maladies à prévention vaccinale, ce seuil est d'au moins 95 % aux âges appropriés ; pour la grippe, le taux visé est d'au moins 75 % dans tous les groupes cibles (personnes de plus de 65 ans, femmes enceintes, personnes immunodéprimées).

Pour tous les vaccins, et dans tous les groupes cibles, le suivi et l'évaluation de la couverture vaccinale sont confiés en France à l'Institut de veille sanitaire (InVS). Celui-ci s'appuie sur différents outils pour évaluer la couverture vaccinale : l'exploitation en routine de certificats de santé de l'enfant – en particulier ceux des enfants de deux ans –, les enquêtes périodiques par sondage en milieu scolaire et, plus ponctuellement, des enquêtes locales ou nationales, réalisées par sondage en population générale ou dans des groupes spécifiques de la population. À côté de ces outils directs, il existe des outils indirects permettant de suivre les tendances de la consommation de vaccins au cours du temps, et donc d'estimer indirectement la couverture vaccinale – il s'agit principalement des chiffres de vente de vaccins aux pharmacies, ainsi que des données de remboursement de vaccins par l'Assurance maladie.

Avantage individuel ou collectif ?

La grippe saisonnière

La grippe saisonnière est une maladie infectieuse causée par un virus affectant les êtres humains (réservoir) et se transmettant par les sécrétions des voies aériennes supérieures – toux, éternuements, crachats, parole. Une personne contaminée peut en infecter une à trois autres.

La vaccination contre la grippe saisonnière présente un avantage à titre individuel, notamment chez des personnes présentant des risques de complications graves – personnes âgées, personnes porteuses d'une affection chronique (respiratoire, cardiaque, métabolique) ou d'un déficit immunitaire, femmes enceintes et personnes obèses. Compte tenu de la contagiosité de cette maladie infectieuse, la vaccination présente également un avantage en termes d'immunité de groupe : plus le nombre de personnes vaccinées est grand, moins la grippe saisonnière se propage. Les recommandations vaccinales 2013-2014 contre la grippe recommandaient ainsi la vaccination de l'entourage familial des nourrissons âgés de moins de six mois présentant des facteurs de risque de grippe grave (prématurés et enfants atteints de cardiopathie congénitale, de déficit immunitaire congénital, de pathologie pulmonaire, neurologique ou neuromusculaire, ou d'une affection de longue durée).

Le tétanos

Le tétanos est une maladie infectieuse grave due à une neurotoxine sécrétée par une bactérie (*Clostridium tetani*) dont le réservoir se situe principalement dans le sol (mais aussi dans le tube digestif des animaux et des humains). Sa contagiosité interhumaine est nulle, et la vaccination présente donc uniquement un avantage à titre individuel, mais aucun en termes d'immunité de groupe.

La rougeole

La rougeole est une maladie infectieuse due à un virus touchant l'être humain, les sources principales étant les sécrétions des voies aériennes supérieures. Son degré de contagiosité est très important puisqu'une personne contaminée peut en infecter quinze à vingt autres.

Après une baisse régulière de l'incidence de la rougeole, et une stabilisation de la couverture vaccinale à 85-90 %, la maladie a connu une recrudescence en 2011. La rougeole est une maladie qui est perçue comme bénigne – et qui l'est généralement. Toutefois, elle est très éprouvante pour le système immunitaire et peut entraîner des complications mineures (otite, pneumonie, diarrhée), mais aussi des complications gravissimes telles que les encéphalites (0,5 à 1 occurrence pour 1 000 cas), et peut parfois entraîner la mort (0,1 à 1 occurrence pour 1 000 cas). Après vaccination, on n'observe pas de complications mineures ; le risque d'encéphalite est estimé à un cas pour un million de personnes vaccinées, et aucun décès n'est à déplorer.

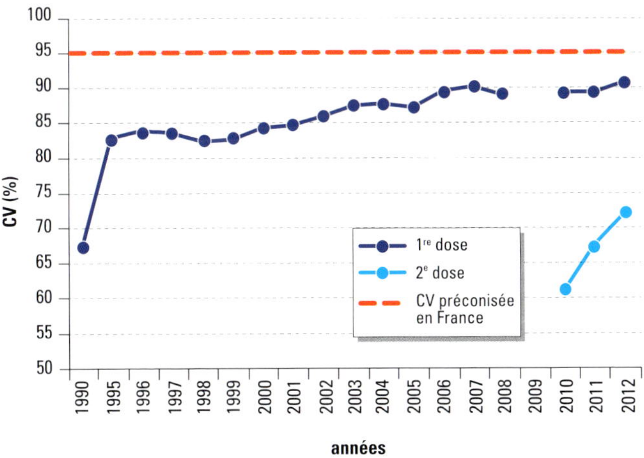

Évolution de la couverture vaccinale (CV) de la rougeole à l'âge de 24 mois, entre 1990 et 2012, en France (source : InVS).

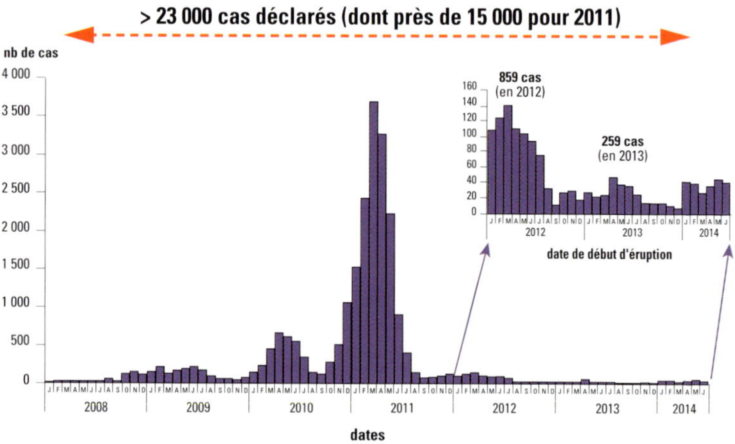

Cas de rougeole par mois en France : déclaration obligatoire de janvier 2008 à décembre 2012 (source : InVS).

Si l'on ne comptait que quelques dizaines de cas de rougeole déclarés en 2006 et 2007, on en compte plus de 23 000 entre 2008 et 2012, distribués en trois vagues épidémiques. Près de 15 000 cas ont été notifiés pour l'année 2011, suscitant plus de 1 000 pneumopathies graves et 30 complications neurologiques (encéphalite ou myélite), et causant 10 décès. On a observé une décroissance importante de l'épidémie en 2012, mais le virus continue de circuler.

L'analyse du statut vaccinal des personnes ayant contracté la rougeole entre 2008 et fin 2011 montre que la très grande majorité des personnes atteintes étaient soit non vaccinées (80 % des cas), soit insuffisamment vaccinées (une seule dose à 24 mois dans 14,5 % des cas). Il existe également une part de personnes qui, bien que correctement vaccinées (2 doses), ont contracté la rougeole (environ 5 %). Ces personnes sont vraisemblablement *mauvais répondeurs* au vaccin, c'est-à-dire que leur système immunitaire s'active insuffisamment lors de la vaccination, et elles ne sont donc que partiellement protégées.

L'immunité de groupe est essentielle dans le cas de cette maladie très contagieuse. En pratique, l'élimination de la rougeole nécessiterait une couverture vaccinale très élevée, de 95 % pour une dose de vaccin, et de 80 % pour deux doses de vaccin à l'âge de 24 mois. Des niveaux qui n'ont jamais été atteints en France depuis l'intégration de cette vaccination dans le calendrier vaccinal et qui, pourtant, seraient les seuls à pouvoir protéger les individus *mauvais répondeurs* et ceux présentant d'authentiques contre-indications à la vaccination.

La tuberculose

La tuberculose est une maladie infectieuse liée à une bactérie (*Mycobacterium tuberculosis* ou bacille de Koch) dont le réservoir est l'être humain et dont les sources principales sont les sécrétions des voies aériennes supérieures – toux, crachats, etc. Son degré de contagiosité est relativement faible. La contamination d'individu à individu est possible, mais nécessite généralement des contacts prolongés en milieu confinés (environ 30 % des personnes très exposées à un cas de tuberculose contagieuse sont infectées).

La vaccination par le BCG (bacille de Calmette et Guérin) du nourrisson est efficace dans la prévention de la majorité des formes graves de l'enfant. Elle protège contre la tuberculose disséminée (*miliaire*) et les complications méningées et osseuses dans environ 75 % des cas, et dans environ la moitié des cas pour les formes pulmonaires de l'adulte. La vaccination par le BCG présente donc un avantage à titre individuel. Pour autant, elle peut être à l'origine d'effets indésirables, locaux ou locorégionaux, comme des ulcérations ou abcès au site d'injection qui, dans environ un tiers des cas, résultent d'une mauvaise utilisation : surdosage ou technique d'injection intradermique incorrecte.

Compte tenu de la faible incidence de la tuberculose en France (8,1 cas déclarés pour 100 000 habitants en 2010), la politique de vaccination est basée sur une recommandation forte de vaccination des enfants à risque depuis juillet 2007, date à laquelle l'obligation de vaccination par le BCG a été suspendue pour les enfants avant leur entrée en collectivité. Cette recommandation de vaccination par le BCG prend en compte le rapport bénéfice-risque : limiter la vaccination aux enfants appartenant à des groupes à risque élevé de tuberculose permet de continuer de les protéger et de limiter les effets indésirables du vaccin aux seuls enfants à risque. La tuberculose était une maladie terrible jusqu'en 1945, début de l'usage de la pénicilline. Actuellement, d'autres antibiotiques sont efficaces, mais le traitement est long (6 à 12 mois) et complexe (une association d'au moins trois antibiotiques différents). De plus, environ 4 % des nouveaux cas de tuberculose dans le monde sont dus à des souches multirésistantes aux antibiotiques, et il s'agit donc d'un véritable problème de santé publique qui concerne tous les pays du monde. L'immunité de groupe peut être l'une des façons de contenir ce problème : il est important de préciser qu'il n'existe pas à ce jour de souche résistante au vaccin, alors qu'il existe des souches résistantes aux antibiotiques !

La coqueluche

La coqueluche est une maladie infectieuse due à une bactérie (*Bordetella pertussis*). Elle a pour réservoir l'être humain et pour sources principales les sécrétions des voies aériennes supérieures et le contact direct. Elle est extrêmement contagieuse, une personne infectée peut en contaminer dix à quinze autres selon le temps d'exposition et la proximité.

Nous sommes dans le cas d'une maladie très contagieuse pour lequel la vaccination présente un avantage à titre individuel, mais également en termes d'immunité de groupe. Plus le nombre de personnes immunisées au sein d'une population est élevé, moins la coqueluche circulera dans cette même population. Depuis 1986, la coqueluche n'est plus une maladie à déclaration obligatoire, cependant, la manifestation de cas groupés doit être signalée à l'Agence régionale de santé (ARS). Un réseau hospitalier appelé Rénacoq est chargé de la surveillance des cas de coqueluche pédiatrique à l'hôpital. Ce réseau, composé de bactériologistes et de pédiatres volontaires, a été créé en 1996 et est coordonné par l'InVS. Le nombre de cas de coqueluche pédiatrique a très fortement baissé depuis l'introduction du vaccin – pour autant, la bactérie continue de circuler. Le vaccin, tout comme la maladie elle-même, ne protégeant pas à vie, les populations touchées sont les nourrissons trop jeunes pour être vaccinés et les adolescents et adultes qui ont perdu la protection conférée par le vaccin ou le fait d'avoir contracté la maladie. L'expression clinique de la coqueluche est variable selon les sujets : la forme adulte est une forme fruste, le plus souvent méconnue, alors que la forme chez le nourrisson est une forme grave, notamment chez les moins de 3 mois (très jeunes nourrissons non encore vaccinés), qui peut entraîner une détresse respiratoire ou une défaillance polyviscérale et qui, exceptionnellement, peut être mortelle.

année	contaminateur	statut vaccinal du malade
2011 (220 cas)	parents : 58 % fratrie : 28 % autres : 13 %	0 dose : 77 % 1 dose : 19 % 2 doses : 3 % 3 doses : 1 %
2012 (460 cas)	parents : 63 % fratrie : 27 % autres : 9 %	0 dose : 69 % 1 dose : 19 % 2 doses : 8 % 3 doses : 2 %

Cas de coqueluche répertoriés par le réseau Renacoq chez des enfants de moins de 6 mois pour 2011 et 2012 (source : InVS). On voit que l'origine de la contamination coquelucheuse est majoritairement familiale (due pour près de 90 % des cas aux parents ou aux frères et sœurs). La majorité des nourrissons contractant la coqueluche ne sont pas encore vaccinés ou n'ont reçu qu'une seule dose vaccinale. Il apparaît donc important de vérifier le statut vaccinal des parents et de leur entourage afin de protéger les jeunes enfants avant les premières vaccinations.

Les nourrissons de moins de 6 mois n'étant pas encore protégés par la vaccination, et la coqueluche constituant pour eux un risque grave, le rappel de vaccination des adolescents et des adultes constitue un véritable enjeu de santé publique. L'immunité acquise par la vaccination ou par la maladie s'estompe au bout d'une dizaine d'années : tous les adultes peuvent donc être réceptifs et transmettre la coqueluche. Le plus souvent, ces nourrissons sont d'ailleurs contaminés par un adulte, notamment par l'un des parents. La stratégie retenue est d'effectuer un rappel du vaccin coquelucheux chez les adolescents et chez les adultes au contact de nourrissons (stratégie dite du cocooning), et chez tous les adultes de 26 à 28 ans. Cette même stratégie est appliquée avec la vaccination antigrippale en Grande-Bretagne, cette fois-ci pour protéger les personnes âgées, plus fragiles, par la vaccination des jeunes enfants.

Le rapport bénéfice-risque

Le cas général des médicaments

Chaque médicament est caractérisé par son rapport bénéfice-risque. Son utilisation entraîne un *bénéfice* pour la personne, en général malade, avec une action du médicament dirigée contre les causes ou les symptômes de la maladie. Cette action peut également provoquer des *effets indésirables* dont certains peuvent être associés à des risques pour le malade. Seuls les médicaments pour lesquels le bénéfice est supérieur au risque (rapport bénéfice-risque favorable) peuvent obtenir une autorisation de mise sur le marché (AMM). Pour autant, l'étude du rapport bénéfice-risque ne prend pas fin avec la mise sur le marché, elle est permanente : des services de pharmacovigilance sont chargés de relever tous les incidents liés à la prise d'un médicament après sa commercialisation.

L'application aux vaccins

Le vaccin est un médicament...

Et en tant que tel, le vaccin a dû démontrer qu'il avait un rapport bénéfice-risque favorable pour obtenir une AMM. Ce bénéfice se mesure, entre autres, par la réduction de l'incidence de la maladie infectieuse chez les sujets vaccinés par rapport aux sujets non vaccinés. Le bénéfice qui en découle est important : certaines maladies peuvent ainsi être prévenues et finir par disparaître à l'échelle mondiale grâce à l'immunité individuelle et à l'immunité de groupe. Malheureusement, le bénéfice attendu, l'absence de maladie, est un non-évènement, donc peu visible.

Comme tout médicament, les vaccins comportent des risques liés à leur action sur le système immunitaire ou au mode d'administration. Le rapport bénéfice-risque demeure toutefois nettement favorable lorsqu'il s'agit de lutter contre certaines maladies dangereuses telles que de la rougeole, première cause de mortalité infantile dans le monde.

… mais un médicament particulier

Et cela à plusieurs titres. Tout d'abord, c'est un médicament préventif qui s'adresse souvent à des personnes jeunes et en bonne santé, auxquelles il peut faire courir un risque immédiat, pour un bénéfice éventuel et différé. Ensuite, la vaccination présente des bénéfices à la fois individuels et collectifs (immunité de groupe). Le bénéfice de la prévention vaccinale peut apparaître clairement au plan collectif, mais il est parfois plus difficile à percevoir à l'échelle individuelle.

Le tableau suivant présente les facteurs influençant la perception du rapport bénéfice-risque.

	médicament	vaccin prophylactique
indication	individuelle	individuelle et collective
personnes cibles	malade (demandeur)	personne en bonne santé (peu demandeur)
avantages perçus	rapidement visibles	invisibles
effets indésirables perçus	pas forcément visibles, peuvent être cachés par les symptômes de la maladie	immédiatement visibles
perception du rapport bénéfice-risque	élevé	bas

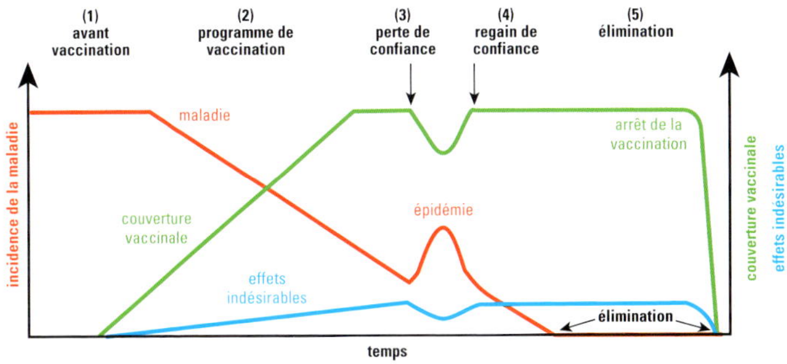

Évolution de l'incidence de la maladie (en rouge), de la couverture vaccinale (en vert) et des effets indésirables (en bleu) au cours du temps (d'après R.T. Chen et B. Hibbs, « Vaccine Safety: current & future challenge », in *Pediatric Annals*, 1998, **27**, p. 4-46)

La perception du rapport bénéfice-risque évolue également au cours du temps. Tant que la maladie contagieuse est très présente, le vaccin est espéré et bien accepté (phases 1 et 2). La mise en place du programme de vaccination (courbe verte) et l'augmentation de la couverture vaccinale entraînant une diminution du nombre de malades (courbe rouge), les effets indésirables commencent à inquiéter (courbe bleue) et il arrive un moment où la nécessité du vaccin est perdue de vue (phase 3). Cette perte de confiance entraîne une diminution de la vaccination et une baisse de la couverture vaccinale. Si une épidémie se déclare, le nombre de personnes infectées et malades augmente, il y a alors un regain de confiance vis-à-vis du vaccin, une reprise de la vaccination, et donc une baisse du nombre de personnes infectées (phase 4). Cette évolution de la perception du risque a été observée en France en 1955 lorsque, malgré les mesures de quarantaine, un cas de variole a entraîné une épidémie locale :

des millions de personnes se sont alors fait vacciner en quelques mois, la plupart de leur propre initiative.

Un paradoxe de la vaccination est qu'elle peut être victime de son succès. L'absence de cas visibles de maladie (ce qui ne veut pas dire que la maladie n'existe plus !), obtenue grâce à la vaccination, incite à ne percevoir que les effets indésirables possibles de celle-ci, ce qui peut conduire à une diminution de la couverture vaccinale.

Lorsqu'il n'y a plus aucun cas visible de la maladie, il demeure nécessaire de maintenir une couverture vaccinale élevée sur une période suffisante permettant de parvenir à l'élimination de la maladie (aucun nouveaux cas, en une région donnée, pendant une longue période). À terme, l'éradication de la maladie permet d'arrêter la vaccination, et donc de faire disparaître les effets indésirables du vaccin. Actuellement, seule la variole est considérée comme éradiquée (notification OMS, mai 1980).

Si les enfants d'aujourd'hui ne courent plus aucun risque d'effet secondaire lié à la vaccination antivariolique, c'est parce que les générations précédentes ont été vaccinées.

Maladies auto-immunes, infection et vaccination

Les maladies auto-immunes sont des maladies multifactorielles, généralement causées par différents facteurs environnementaux chez des personnes présentant des facteurs génétiques de susceptibilité. Ces maladies résultent d'un dysfonctionnement du système immunitaire qui s'attaque aux constituants de l'individu (le *soi*). Il s'agit généralement d'une lente dégradation d'un (ou plusieurs) organe(s) par le système immunitaire (auto-anticorps ou lymphocytes autoréactifs). Ce long processus de dérèglement biologique du système immunitaire débute bien avant l'expression clinique de la maladie.

Il est important de ne pas confondre facteur déclenchant et cause de la maladie. Les causes de ces maladies sont multifactorielles, et de nombreux facteurs sont encore mal connus. Qu'est-ce que le *facteur déclenchant* ? Il s'agit du dernier évènement observé avant l'apparition des signes cliniques – par exemple une grossesse, une infection virale, un stress ou une vaccination.

Une étude rétrospective a pu être menée chez des vétérans de l'armée américaine atteints d'une maladie auto-immune, le lupus. Dans le cadre du suivi sanitaire militaire, des prélèvements sanguins avaient été régulièrement effectués pendant les années précédentes et conservés. Les mesures réalisées sur ces prélèvements révèlent la présence d'auto-anticorps dans le sérum de 10 à 60 % des personnes testées (suivant l'auto-anticorps dosé), et cela dès cinq ans avant le diagnostic clinique du lupus. Les modifications biologiques sont donc présentes bien avant le diagnostic, mais silencieuses. Dans ces conditions, si une personne reçoit un vaccin peu de temps avant le diagnostic clinique, elle peut croire, à tort, que le vaccin est la cause du lupus. En fait, le vaccin a été, tout au plus, le facteur déclenchant d'une maladie sous-jacente, qui évoluait à bas bruit chez l'individu.

Le cas des maladies auto-immunes soulève d'autres questions quant au rapport bénéfice-risque. D'une part, existe-t-il un risque à stimuler par la vaccination un système immunitaire déjà trop réactif ? D'autre part, en cours de traitement immunosuppresseur, y a-t-il un risque augmenté d'infection ? Et donc un bénéfice à vacciner ?

Certaines infections peuvent déclencher des poussées de la maladie auto-immune. Que se passe-t-il lors des vaccinations ? Deux exemples peuvent permettre de répondre à cette interrogation : le syndrome de Guillain-Barré (SGB) en lien avec la grippe saisonnière, et la narcolepsie lors de la grippe A (H1N1) de 2009.

Le SGB est une maladie auto-immune dans laquelle le système immunitaire, trop fortement stimulé par une infection bactérienne ou virale, endommage la gaine de myéline des nerfs périphériques – généralement de façon transitoire. Chaque année, le SGB représente 10 à 20 cas par million de personnes. Le vaccin antigrippal augmente cette fréquence de 1 à 6 cas par million de personnes vaccinées, alors que l'infection grippale cause 40 à 60 cas supplémentaires par million de personnes infectées. Il existe donc un léger sur-risque après une vaccination, mais le risque lié à l'infection étant 10 à 40 fois plus important, le bénéfice de la vaccination est évident lors d'une épidémie ou d'une pandémie.

Pendant la pandémie de grippe A (H1N1) de 2009, il a été observé en Chine une forte augmentation des cas de narcolepsie après infection par le virus. Dans certains pays européens, une faible augmentation a également été constatée après vaccination contre le virus, notamment parmi des individus exprimant des gènes de susceptibilité (tels que HLA-DQB1). Les résultats indiquent que le risque de déclenchement (ou de poussée) de maladie auto-immune consécutive à une vaccination est beaucoup plus faible que le risque de poussée suite à l'infection. Ceci peut s'expliquer en partie par le fait que la vaccination stimule moins le système immunitaire qu'une infection.

Pour autant, il demeure important d'évaluer avec le médecin traitant la pertinence et le bénéfice de certains vaccins dans les familles à risque auto-immun, et de favoriser la vaccination des proches afin de protéger ceux qui présentent des risques vaccinaux.

Chez les personnes devant recevoir un traitement immunosuppresseur, il est important de faire le bilan des vaccinations avant de commencer le traitement. Une fois le traitement installé, l'immunodépression induit un risque accru à certaines infections nécessitant des vaccinations spécifiques ou des schémas vaccinaux particuliers.

La politique vaccinale et le calendrier vaccinal

La politique vaccinale

La capacité des vaccins à protéger un individu, des groupes de population, voire l'ensemble d'une population (administration à grande échelle), permet d'envisager des politiques de vaccination avec des objectifs de santé publique (en termes d'éradication, d'élimination ou de contrôle d'une maladie infectieuse donnée). La *politique vaccinale* établit des recommandations de vaccination en s'appuyant sur une expertise scientifique. Elle détermine les conditions de prise en charge des vaccins, précise les modalités de réalisation des vaccinations et de diffusion des informations sur ce sujet. Enfin, elle établit les conditions de réparation et d'indemnisation d'effets indésirables observés ou de dommages constatés après une vaccination, ainsi que les responsabilités des professionnels de santé qui la pratiquent.

L'objet de la politique vaccinale en France est de définir la meilleure utilisation possible des vaccins pour protéger une population. Cette action s'intègre dans la politique de lutte contre les maladies infectieuses et doit s'adapter à l'évolution de leur épidémiologie. Elle doit tenir compte notamment :

- des connaissances médicales et scientifiques sur les maladies infectieuses et de leur impact sur la société (gravités, fréquences, populations cibles, autres modes de prévention, existence de traitement, impacts socioéconomiques, etc.) ;
- des avancées technologiques en matière de vaccins (efficacité et sécurité associées aux nouveaux vaccins) ;
- des recommandations internationales, notamment celles de l'OMS (les maladies infectieuses ne connaissent pas les frontières) ;
- de la faisabilité de la mise en place des stratégies vaccinales : modélisation de l'impact des différentes stratégies vaccinales (comparaison du programme avec d'autres interventions, évaluation coût-efficacité) ;
- des évolutions sociales (information des professionnels de santé et du grand public sur les vaccins et sur leur sécurité).

Deux lois de 2004 ont modifié le cadre juridique de la politique vaccinale et ont réaffirmé le rôle de l'État dans ce domaine. La loi du 9 août 2004 a créé le Haut Conseil de la santé publique (HCSP). Cette loi précise que « la politique de vaccination est élaborée par le ministre chargé de la santé qui fixe les conditions d'immunisation, énonce les recommandations nécessaires et rend public le calendrier des vaccinations après avis du Haut Conseil de la santé publique ». Cette loi a également fixé des objectifs quantitatifs, à savoir atteindre un taux de couverture vaccinale contre la grippe d'au moins 75 % dans tous les groupes à risque, et d'au moins 95 % aux âges appropriés pour les autres maladies à prévention vaccinale relevant de recommandations de vaccination en population générale (rougeole, coqueluche, etc.).

Obligations et recommandations vaccinales

À une époque où le niveau sanitaire de la population était médiocre, et les épidémies encore très présentes, certaines vaccinations ont été déclarées obligatoires en France : contre la variole en 1902 (mais cette obligation a été peu respectée en pratique), contre la diphtérie en 1938, contre le tétanos en 1940, contre la tuberculose en 1950 et contre la poliomyélite en 1964.

L'obligation de la vaccination antivariolique a été levée en 1984, après l'éradication de la maladie à l'échelle mondiale (notifiée par l'OMS en 1980), et celle de la vaccination universelle des enfants et adolescents contre la tuberculose avant leur entrée en collectivité a été suspendue en 2007, au profit d'une recommandation forte de vaccination des enfants exposés.

En 1969, le vaccin antigrippal s'impose sur la base d'une simple recommandation, probablement bien suivie en raison de la pandémie de grippe (*grippe de Hong-Kong*). Ce premier cas de recommandation vaccinale sera suivi de nombreux autres : coqueluche, ROR, hépatite B, etc. Le passage d'obligation à recommandation s'inscrit dans une volonté plus globale d'une promotion de la santé basée sur la responsabilisation individuelle. Pour la population générale, aucun des vaccins proposés après 1964 n'est obligatoire, mais recommandé. Pour autant, certaines obligations persistent pour les professionnels de santé en raison des risques particuliers qu'ils encourent et peuvent faire encourir aux patients qu'ils soignent.

Depuis plusieurs années, la politique vaccinale française est donc clivée en deux groupes reposant sur des bases plus historiques que scientifiques. Les plus anciens vaccins sont obligatoires (DTP), alors que les plus récents sont recommandés, sans qu'il y ait de relation entre la gravité de la maladie infectieuse et le statut d'obligation ou de recommandation. Le niveau de couverture vaccinale n'est d'ailleurs pas corrélé à ce statut réglementaire, ce qui n'est pas étonnant puisque des vaccins des deux groupes sont simultanément administrés (par exemple DTPCoq ou DTPCoqHib).

La question du maintien des obligations se pose donc, ainsi que la possibilité de passer du régime d'obligation à celui de la recommandation. Ces questions sont incluses dans le Programme national d'amélioration de la politique vaccinale 2012-2017. L'objectif est de repenser les termes de recommandation et d'obligation, pour une compréhension plus juste du message de santé publique par la population générale et les professionnels de santé.

Et dans les autres pays d'Europe ? Il existe des disparités au sein de l'Europe au niveau du calendrier vaccinal, et cela pour le nombre de vaccins inclus dans les programmes vaccinaux nationaux, le nombre de doses utilisées et les âges concernés, les statuts réglementaires obligatoires ou recommandés. Ainsi, la France garde l'obligation pour la vaccination antidiphtérique, mais la vaccination anti-hépatite B est obligatoire seulement pour les personnes exposées, alors qu'en Grèce et en Italie, cette vaccination est obligatoire pour tous.

Chaque année, le ministre de la Santé s'appuie sur l'expertise du HCSP, et en particulier du Comité technique des vaccinations (CTV), pour rendre public un *calendrier vaccinal* publié au Bulletin épidémiologique hebdomadaire par l'Institut de veille sanitaire. Ce calendrier fixe les vaccinations applicables aux personnes résidant en France en fonction de leur âge. Outre des *recommandations vaccinales générales*, il énonce des *recommandations vaccinales particulières* propres à des conditions spéciales (comme

	diphtérie	hépatite B	grippe
Allemagne	R, T	R, T	R, PR
Angleterre	R, T	R, PR	R, PR
Autriche	R, T	R, T	R, PR
Espagne	R, T	R, T	R, PR
France	O, T	O, PR – R,T	R, PR
Grèce	R, T	O, T	R, PR
Italie	R, T	O, T	R, PR

Programme de vaccination dans plusieurs pays d'Europe (d'après M. Haverkate *et al.*, « Mandatory and recommended vaccination in the EU, Iceland and Norway: results of the VENICE 2010 survey on the ways of implementing national vaccination programmes », in *Eurosurveillance*, 2012, **17(22)**). Note : O = obligatoire – R = recommandé – T = pour tous – PR = pour personnes à risque.

les personnes immunodéprimées) ou en fonction de situations à risque (expositions à des risques professionnels, lors de voyages ou liées à des conditions géographiques particulières). Le calendrier est actualisé chaque année afin d'intégrer les dernières recommandations, leurs adaptations tenant compte des modifications des caractéristiques des vaccins ou des évolutions épidémiologiques.

La vaccination en pratique

Depuis 2012, le Haut Conseil de la santé publique a engagé une réflexion autour du calendrier vaccinal, avec pour objectifs d'assurer à tous les âges une protection optimale en n'administrant qu'un nombre strictement nécessaire d'injections vaccinales, et de rendre le calendrier plus facilement lisible et mémorisable – donc applicable. À noter qu'avec la réduction du nombre de doses injectées, il devient absolument nécessaire de bien respecter le calendrier pour maintenir une bonne immunité.

Dans la population générale, seul le vaccin DTP (diphtérie-tétanos-poliomyélite) reste *obligatoire*, les autres sont *recommandés*. Pour mémoire, la distinction entre obligation et recommandation est historique et n'est liée ni à l'efficacité du vaccin, ni à la gravité de la maladie dont il protège.

Le geste vaccinal peut être effectué par un professionnel de santé : médecin généraliste, pédiatre, gynécologue, gériatre ou infirmier (sur prescription médicale, sauf pour la vaccination contre la grippe qui, après la première vaccination, peut être faite sans prescription médicale). Les sages-femmes sont également habilitées à pratiquer certains vaccins chez la femme enceinte ou certains nourrissons. Le geste vaccinal peut également être effectué dans les centres de vaccination publics, dans les centres de protection maternelle et infantile (PMI) pour les enfants de moins de sept ans, dans les services de médecine du travail et dans les centres de vaccination pour les voyageurs. Dans tous les cas, il est essentiel de discuter avec le professionnel de santé qui vous vaccine (recherche de contre-indications éventuelles, discussion des précautions à prendre et de l'intérêt de se faire vacciner, effets secondaires éventuels). Pour chaque vaccination, il est important de noter sur le carnet de santé la date de la vaccination, la marque du vaccin et son numéro de lot. La vaccination contre la fièvre jaune doit figurer sur un carnet de vaccination international.

La vaccination selon l'âge

Plusieurs facteurs jouent un rôle quant aux recommandations d'administration d'un vaccin à certains âges : la capacité d'un individu d'un âge donné à développer une réponse immunitaire (*maturité du système immunitaire*) ; le risque de développer la maladie ou ses complications liées à l'âge.

La vaccination du nourrisson

Le système immunitaire des nouveau-nés étant immature, ils ne peuvent être vaccinés à la naissance.

Jusqu'à présent, le nourrisson devait recevoir entre 10 et 13 injections vaccinales avant l'âge de 2 ans. Le HCSP, s'appuyant sur l'expérience de quatre pays européens (Italie, Finlande, Suède et Danemark), a simplifié la primovaccination à l'administration de deux doses de vaccin à 2 et 4 mois, avec un rappel à 11 mois – vaccins contre la diphtérie, le tétanos, la poliomyélite, la coqueluche, l'*Haemophilus influenzae de type b* (Hib), l'hépatite B et le pneumocoque.

Notons qu'à la différence des calendriers nordiques, le calendrier français maintient le début de la vaccination à l'âge de 2 mois, notamment pour une meilleure prévention des coqueluches – la maladie présentant à cet âge-là des complications très graves voire mortelles –, mais aussi des infections bactériennes graves à *Haemophilus* ou à pneumocoque.

L'administration à l'âge de 9 mois de la première dose de vaccin ROR (rougeole-oreillons-rubéole) chez les enfants admis en collectivité n'a pas de justification en dehors de périodes épidémiques. En outre, elle est moins efficace que si elle est administrée plus tard – d'où le changement dans le calendrier vaccinal, avec une recommandation de la première dose de vaccin ROR à 12 mois, et de la seconde dose à 16 ou 18 mois.

La vaccination de l'enfant et de l'adolescent

Dans le cas de la coqueluche, nous sommes passés d'un vaccin coquelucheux entier (de 1995 à 2000), très efficace mais assez mal toléré, à un vaccin coquelucheux acellulaire (depuis 2000), aussi efficace à court terme et bien mieux toléré. Néanmoins, on observe une diminution de la période de protection contre la coqueluche avec l'apparition de cas entre 6 et 11 ans. Un rappel à l'âge de 6 ans a donc été ajouté dans le nouveau calendrier vaccinal. Chez l'adolescent, le rappel diphtérie-tétanos-polio-coqueluche est maintenant réalisé avec un vaccin à dose réduite en antigènes diphtérique et coquelucheux.

La vaccination de l'adulte

Chez l'adulte, on a constaté que les recommandations d'un rappel tous les dix ans pour la diphtérie, le tétanos et la poliomyélite sont mal appliquées. Une explication réside dans la méconnaissance fréquente, tant des patients que du médecin, de la date d'administration du dernier vaccin. Les calendriers proposent donc dorénavant des rappels à âge fixe plutôt qu'à intervalles fixes pour une mémorisation plus facile. En outre, les données scientifiques et épidémiologiques réunies au cours des dernières années permettent d'affirmer que la durée de protection conférée par certains vaccins va bien au-delà de dix ans. L'intervalle entre les rappels de l'adulte a donc été porté de dix à vingt ans, même si à partir de 65 ans, cet intervalle reste à dix ans du fait de l'immunosénescence (diminution de la qualité de la réponse immunitaire chez les personnes âgées). En conséquence, pour la diphtérie, le tétanos et la poliomyélite, les rappels DTP se font désormais à âge fixe, recommandés aux âges de 25, 45 et 65 ans, puis à 75 ans, 85 ans, etc. Pour la coqueluche, un rappel à dose réduite en antigènes coquelucheux est recommandé à l'âge de 25 ans chez les personnes n'ayant pas reçu de vaccin coquelucheux depuis plus de cinq ans en complément de la stratégie de *cocooning* (vaccination des adultes ayant un projet parental, à l'occasion d'une grossesse, et des membres de l'entourage familial).

La vaccination à l'intention des professionnels de santé

Tous les quatre ans, l'Institut national de prévention et d'éducation pour la santé (Inpes) publie le *Guide des vaccinations* qui s'adresse à tous les professionnels de santé concernés par la vaccination : médecins généralistes, pédiatres, infirmières, pharmaciens, etc. La première partie apporte des informations pour la pratique professionnelle. Elle fait le point sur chaque vaccination (épidémiologie de la maladie, caractéristiques des vaccins, mode d'administration, indications, recommandations, effets indésirables). Elle précise les modalités spécifiques des vaccinations de certaines populations et rappelle le calendrier vaccinal. La seconde partie donne des informations générales sur la vaccination : bases immunologiques, mise au point des vaccins, politique vaccinale, suivi et évaluation des programmes de vaccination. Ce guide est élaboré par le CTV en collaboration avec la direction générale de la Santé, l'InVS, l'ANSM et l'Inpes.

La vaccination des immunodéprimés

La vaccination des personnes en déficit immunitaire héréditaire primitif ou congénital, et des personnes en déficit immunitaire secondaire ou acquis (transplantation d'organe et greffe de cellules souches hématopoïétiques, infection par le VIH, traitements immunosuppresseurs comme les anti-TNF, les chimiothérapies anticancéreuses et autres) présente des particularités qui justifient des recommandations spécifiques.

De façon générale, les immunodéprimés ne doivent pas recevoir de vaccins vivants en raison du risque de survenue de maladie infectieuse vaccinale. Ces vaccins peuvent toutefois être envisagés dans certaines situations et au cas par cas, après confrontation du risque de la vaccination et du risque de la maladie infectieuse à prévenir. En revanche, les vaccins inactivés ou sous-unitaires peuvent être administrés sans risque. Cependant, leur immunogénicité est souvent diminuée, justifiant dans certains cas des schémas de vaccination renforcés et, dans certaines situations, le dosage des anticorps sériques protecteurs 4 à 6 semaines après la vaccination.

Les immunodéprimés et aspléniques (personnes sans rate) présentent un risque accru face à certaines infections, ce qui peut justifier la recommandation de vaccinations spécifiques (vaccin contre les infections invasives à pneumocoque, grippe saisonnière avec vaccin inactivé, etc.).

Dans tous les cas, il est important d'intégrer la gestion des vaccinations dans la prise en charge et de mettre à jour les vaccins le plus tôt possible au cours de la maladie auto-immune et avant le début du traitement immunosuppresseur (notamment avant le début d'une biothérapie administrée à forte dose). À noter que la vaccination de l'entourage des patients atteints de maladies auto-immunes ou inflammatoires, y compris du personnel soignant, est importante puisqu'elle contribue à la protection de ces personnes (stratégie d'immunité de groupe).

Les oppositions à la vaccination

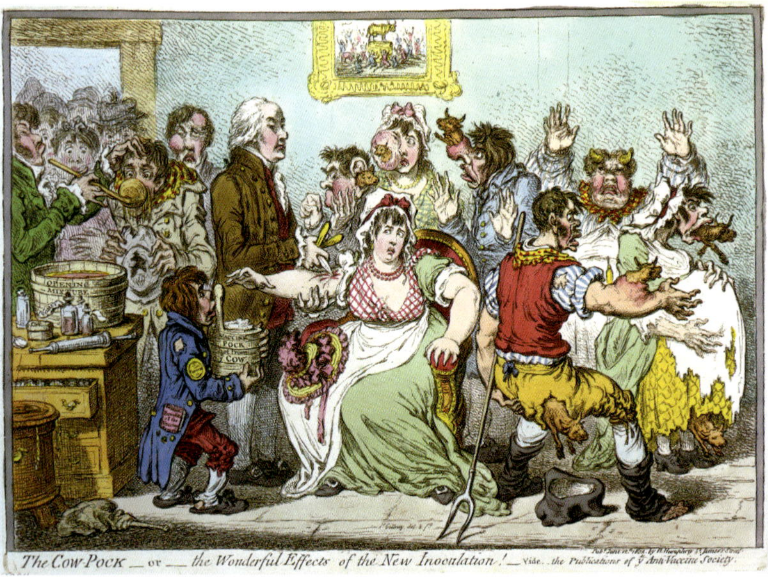
OPENING MIXTURE
COW POCK
The Cow-Pock — or — the Wonderful Effects of the New Inoculation! — Vide. the Publications of y^e Anti-Vaccine Society.

source : Library of Congress, Prints & Photographs Division.

Une opposition historique

L'histoire des oppositions à la vaccination est intimement liée à l'histoire des vaccinations elle-même. Les premières oppositions organisées apparaissent avec la vaccination antivariolique au XIXe siècle en Grande-Bretagne. En 1802, une gravure du talentueux satiriste James Gillray, intitulée *Les merveilleux effets de la nouvelle vaccination* – publication de l'Anti-Vaccine Society – résume bien les différentes composantes des oppositions. Dans cette image, on est d'abord frappé par le caractère monstrueux de cette inoculation de substance bovine dans le corps humain : de nombreuses petites vaches s'échappent sans ménagement du corps des vaccinés, que ce soit par le site d'injection ou par d'autres voies, stigmatisant le caractère antinaturel de cette injection ; un tableau accroché au mur fait d'ailleurs le lien entre la vache productrice du vaccin et le Veau d'or – le thème de l'épidémie comme punition divine infligée à des pécheurs humains (et donc l'idée que s'y opposer relève d'une volonté impie) n'est pas nouveau (il réapparaîtra d'ailleurs au XXe siècle à l'occasion de l'émergence de l'épidémie de sida). Les deux acteurs principaux de cette scène de vaccination symbolisent en outre l'alliance entre la science et l'autorité publique : l'homme qui administre l'*opening mixture* (potion destinée à faire accepter le matériel bovin par le corps humain) est le scientifique Georges Pearson, un fervent défenseur de Jenner ; et le représentant de l'autorité qui porte le fer en injectant le vaccin est William Woodville, directeur du Smallpox Hospital.

Cette association entre médecine et force publique est jugée inacceptable par les opposants au vaccin. Elle va d'ailleurs attiser progressivement les oppositions, notamment lorsque les *Vaccination Acts* recommanderont officiellement la vaccination universelle des nouveau-nés en 1840, recommandation transformée en 1853 en obligation assortie d'amendes, voire de peines de prison pour les parents récalcitrants. Dès lors, ce ne sont plus les motifs religieux ou le danger de l'injection de produits animaux qui seront mis en avant par les opposants, mais l'atteinte aux libertés individuelles. Les révoltes qui s'ensuivront ne cesseront d'ailleurs qu'avec l'adoption d'une clause de conscience permettant de se soustraire à cette obligation.

Le caractère coercitif de la vaccination entraînera également les émeutes antivaccinales de Rio de Janeiro en 1904. Dans les deux cas, l'obligation vaccinale faisait partie de mesures de santé publique (*mesures d'hygiène* dans le vocabulaire de l'époque) – avec leurs figures héroïques comme Florence Nightingale en Grande-Bretagne. Dans les deux cas, la vaccination cristallisa les oppositions.

Deux types d'opposition

Il est frappant de constater que près de deux siècles plus tard, les oppositions aux vaccinations associent les mêmes composantes : une opposition sur la forme – contre l'obligation vaccinale – et une opposition sur le fond – mettant en cause l'intérêt du vaccin.

L'opposition à l'obligation vaccinale, collectivement portée aux États-Unis par le courant libertarien qui refuse toute réglementation, apparaît moins organisée en Europe, où elle se manifeste de façon plus individuelle, comme l'action récente de parents contestant en France le caractère constitutionnel de l'obligation vaccinale pour leur enfant. À cet égard, la confusion existant entre obligation (liée à des critères historiques) et recommandation (liée à des critères scientifiques) ne facilite pas l'acceptation de la vaccination.

Les oppositions sur le fond ont évolué. Les oppositions religieuses, encore présentes outre-Atlantique (où elles sont d'ailleurs reconnues en tant que telles comme possibles motifs d'exemption à la règle), sont quasi inexistantes en Europe. Même si elles ont un peu changé dans leur présentation, les oppositions portant sur le caractère antinaturel de la vaccination persistent, mettant en avant la supériorité de l'immunisation *naturelle* liée à la maladie sur la vaccination présentée comme *artificielle*. Ces argumentaires oublient de mentionner les complications sévères, voire mortelles que peuvent entraîner ces maladies naturelles.

Mais la plupart des critiques se fondent sur une remise en cause du rapport bénéfice-risque, principalement en insistant sur les risques que font – ou feraient – courir les vaccins. Ces critiques ont d'autant plus d'impact que la perception du risque vaccinal l'oppose à d'autres bien acceptés comme ceux liés à un traitement éventuellement lourd mais jugé nécessaire, ou à une activité sportive.

Un climat de méfiance

Ces craintes sont majorées par une ambiance de méfiance tant vis-à-vis des industriels que des pouvoirs publics. Si ce climat est parfois entretenu par des discours portés par la théorie du complot, arguant de risques *cachés* à la population, il faut reconnaître que la mauvaise gestion de certaines crises sanitaires y a également grandement contribué. Les rumeurs sur les liens entre vaccin contre l'hépatite B et sclérose en plaques, ou vaccin ROR et autisme, d'une part, et la gestion de la pandémie de grippe H1N1 pendant l'hiver 2009-2010, d'autre part, illustrent assez bien ces facteurs influençant la perception du risque vaccinal.

Le vaccin contre l'hépatite B et la sclérose en plaques

En 1991, l'OMS recommanda la vaccination contre l'hépatite B et la France lança en 1994 une campagne de vaccination qui ne devait concerner que les nourrissons et les enfants de 10 et 11 ans. En raison d'un discours appuyé sur le risque de l'hépatite, la campagne connut un grand succès... de sorte qu'elle s'étendit aux adolescents et aux jeunes adultes.

La sclérose en plaques est une maladie neurologique dégénérative auto-immune qui touche environ 80 000 personnes en France avec 2 000 à 4 000 nouveaux cas par an, qui se déclare majoritairement entre 20 et 40 ans et affecte deux fois plus de femmes que d'hommes. Dès 1996, des cas de sclérose en plaques sont attribués à la vaccination. De nombreuses associations se mobilisent. L'association REVAHB (Réseau vaccin hépatite B) est créée et collabore avec l'Agence du médicament, qui demande en 1998 les premières grandes études scientifiques afin de déterminer s'il existe un lien entre le vaccin et la sclérose en plaques.

Avant que les résultats de l'étude ne soient connus, une première indemnisation est ordonnée par jugement en 2000, puis l'État est condamné en 2006, et le laboratoire GlaxoSmithKline (GSK) en 2009. Il est important de dissocier le champ juridique des aspects scientifiques : en effet, dans le cadre judiciaire, le doute peut bénéficier à un individu sans que cette décision ne constitue une preuve scientifique de lien causal.

Depuis, de nombreuses études rétrospectives ont été menées pour déterminer si la vaccination contre l'hépatite B pouvait déclencher une sclérose en plaques, et le consensus actuel dans la communauté scientifique est une absence de causalité. Dans les pays qui ont respecté les préconisations d'âge pour la vaccination contre l'hépatite B, comme le Royaume-Uni ou l'Italie, il y a eu peu de notifications de sclérose en plaques en lien avec la vaccination contre l'hépatite B. On ne peut cependant exclure totalement que le vaccin favorise l'apparition d'une sclérose en plaques sous-jacente.

Il reste que sans dispositif prévu pour recueillir les données, il est difficile de démontrer a posteriori l'existence ou l'absence d'un effet indésirable rare, d'où l'intérêt d'organiser le recueil de ces données en amont.

Le vaccin rougeole-oreillons-rubéole (ROR) et l'autisme

En 1998, une étude britannique dirigée par le Dr Andrew Wakefield établit une corrélation entre le vaccin ROR, l'autisme et un syndrome gastro-intestinal. L'étude, publiée dans la prestigieuse revue médicale *The Lancet*, n'était toutefois menée que sur douze enfants. En 2001, le même auteur déclare la vaccination ROR comme dangereuse, provoquant une grande inquiétude en Grande-Bretagne, sans grand retentissement en dehors du monde anglo-saxon. Après enquête, aucune corrélation entre le vaccin ROR et l'autisme n'a pu être déterminée. Il s'avéra qu'il s'agissait d'une fraude scientifique. Les données avaient été truquées et des coauteurs corrompus pour modifier leurs résultats – la déontologie médicale avait été largement bafouée. Wakefield cherchait en fait à vendre des tests de dépistage par le biais d'une société créée au nom de sa femme ! Finalement, la publication à l'origine de l'affaire fut partiellement retirée en 2004 (pour l'interprétation des résultats), puis totalement en 2010 ; Wakefield fut radié de l'Ordre des médecins.

La confiance générale dans la vaccination en Grande-Bretagne s'affaiblit cependant à la suite de cette affaire, chutant de 60 % à 40 %. Dans le pays, la couverture vaccinale ROR passa de 92 % en 1996 à 84 % en 2002 (alors que la couverture vaccinale recherchée est de 95 %). La confiance a mis du temps à se rétablir et la rougeole a mécaniquement ressurgi, augmentant en fréquence et faisant des dégâts avec des conséquences parfois graves. Malgré la condamnation scientifique et professionnelle sans appel, les thèses de Wakefield resurgissent encore régulièrement chez les opposants à la vaccination.

La gestion de l'épisode de grippe H1N1

La grippe est une maladie virale aiguë modérément contagieuse responsable d'une mortalité non négligeable, en particulier chez les personnes âgées (1 500 à 2 000 décès chaque année en France). Elle se manifeste par vagues épidémiques en période froide, et donc alternativement dans les hémisphères Nord et Sud. Comme les virus de la grippe évoluent continuellement, mais progressivement, les formes ayant sévi dans un hémisphère servent de référence à la fabrication du vaccin pour l'hiver suivant dans l'autre hémisphère. À côté de ces mutations progressives, surviennent des modifications plus radicales conduisant à l'émergence de souches de types totalement différents contre lesquels l'immunité, acquise ou vaccinale, se révèle inefficace. Ce fut le cas en 1918 avec le virus H1N1 de la *grippe espagnole* – responsable dans le monde de plus de 30 millions de décès (400 000 en France) –, en 1957 avec le virus H2N2 de la *grippe asiatique*, en 1968 avec le virus H3N2 de la *grippe de Hong-Kong*, et entre 2004 et 2007 avec le virus H5N1 responsable de l'épisode de grippe aviaire. Ce dernier épisode s'est limité à quelques centaines de cas humains, mais le risque présenté par l'apparition d'une nouvelle souche a conduit les autorités françaises à élaborer un plan d'urgence de réponse à ce type de menace.

En avril 2009, une souche grippale H1N1 apparaît au Mexique. Elle se manifeste par une contagiosité élevée, et surtout par une mortalité notable chez des sujets habituellement épargnés – de jeunes adultes, notamment des femmes enceintes. L'hiver 2009-2010 européen s'annonçait donc avec une double menace épidémique due, d'une part, au virus saisonnier précédent de type H3N2 et, d'autre part, à ce nouveau virus H1N1. En France, comme dans d'autres pays de l'hémisphère Nord, cette menace fut prise très au sérieux, en raison de l'alerte lancée par l'OMS. En accord avec le plan conçu contre la grippe aviaire H5N1, le ministère de la Santé mit en place diverses mesures destinées à limiter la transmission du virus (distribution de masques, campagne pour le lavage des mains) et à protéger spécifiquement contre ce virus, par la commande d'importantes quantités de vaccins et l'organisation d'une campagne nationale de vaccination. Ces vaccinations devaient concerner successivement les personnes à risque personnel (enfants, femmes enceintes, immunodéprimés) et collectif (personnel de santé), puis l'ensemble de la population avec un objectif de couverture vaccinale de 75 %.

Si les mesures elles-mêmes paraissaient adaptées, l'examen *a posteriori* de leur mise en place met en évidence une accumulation d'erreurs. Le public, sensibilisé à la menace par les médias, attendait des pouvoirs publics des messages clairs, et des institutions de santé une réponse médicale adaptée. Or, la cellule décisionnelle du ministère s'étant abstenue de consulter l'ensemble des experts – virologistes, infectiologues, immunologistes –, ceux-ci se sont abondamment exprimés dans la presse, souvent en contradiction avec le message officiel. Dans ce contexte de confusion, la défiance du public a également concerné la rapide mise au point du vaccin – considérée comme trop hâtive – et un manque de transparence dans la nature des vaccins utilisés – la présence de thiomersal comme conservateur pour garantir leur innocuité a inquiété. Enfin, dans un contexte d'urgence, la quantité limitée d'antigène par dose vaccinale a conduit à utiliser un adjuvant… mais le fait de proposer deux formes vaccinales, avec ou sans adjuvant, et de réserver la forme sans adjuvant aux femmes enceintes, a aussitôt fait suspecter que l'adjuvant était dangereux.

Une autre erreur relève du manque de concertation et de l'application jugée trop autoritaire du plan gouvernemental. La campagne de vaccination a été mise sous la responsabilité du ministère de l'Intérieur, excluant les médecins généralistes, ce qui a ruiné la confiance indispensable à une pratique médicale. Au final, au lieu de l'objectif de 75 % de couverture vaccinale, à peine 8 % des Français ont été vaccinés…

L'épidémie de grippe H1N1 s'est finalement révélée beaucoup moins sévère que ses débuts, au Mexique, pouvaient le faire redouter, et la gestion de cet épisode a eu pour conséquences une perte de confiance dans la vaccination, la couverture vaccinale des personnes âgées, à risque pour la grippe, passant de 65 % en 2008 à 50 % en 2013. Alors que 90 % des Français se déclaraient favorables à la vaccination en 2000, ils n'étaient plus que 60 % en 2010.

La pharmacovigilance

Comme son nom l'indique, la pharmacovigilance est un dispositif de surveillance de l'utilisation des médicaments. Elle a pour objet, d'après le Code de la santé publique, « la surveillance du risque d'effets indésirables résultant de l'utilisation de médicaments ». Il s'agit là d'une préoccupation assez récente : en effet, jusqu'au milieu du xxe siècle, ces effets indésirables étaient considérés comme inéluctables, liés aux propriétés pharmacologiques des médicaments. La notion même de potentielle toxicité était assimilée à celle de surdosage, d'exagération de l'effet recherché – comme une hémorragie liée à un anticoagulant, ou des troubles du rythme cardiaque avec un digitalique administré à de trop fortes doses. Dans une médecine fondée sur la clinique et l'expérience individuelle de chaque praticien, la rareté de ces accidents liés à des médicaments les rendait difficilement attribuables à l'administration d'un produit. Cette même rareté ne permettait pas de les observer au cours des essais cliniques, conduits sur des effectifs limités par rapport à l'utilisation ultérieure, pour obtenir l'autorisation de mise sur le marché.

La catastrophe sanitaire du thalidomide, entre 1957 et 1962, sera l'élément déclencheur de cette démarche de surveillance des effets indésirables des médicaments. Le thalidomide, proposé comme un sédatif plus sûr que les barbituriques utilisés alors, puis comme antinauséeux notamment chez des femmes enceintes, a été largement utilisé pendant cinq ans dans de nombreux pays, avant que les graves malformations dont il était responsable puissent lui être attribuées.

L'ampleur de ce désastre – des milliers de victimes –, comme la nature de celles-ci – des enfants atteints de graves malformations – ont bien évidemment marqué les esprits. Afin d'éviter qu'un tel évènement ne puisse se reproduire, l'OMS a proposé la mise en place d'un dispositif recueillant les effets indésirables liés à l'utilisation des médicaments, le regroupement de ces informations devant permettre de réagir plus rapidement et d'établir l'imputabilité d'accidents liés à l'utilisation d'un médicament donné. Cette surveillance repose sur la déclaration des effets indésirables suspectés par les professionnels de santé, les laboratoires pharmaceutiques producteurs de ces médicaments étant associés au traitement de ces informations. Elle a été mise en place en France en 1975 et associe des centres de pharmacovigilance régionaux à l'Agence nationale du médicament. Bien que réglementairement obligatoire, la déclaration spontanée des effets indésirables par les professionnels de santé peut souffrir de sous-notification, que ce soit par négligence – parce que l'effet leur paraît déjà suffisamment documenté – ou par réticence à mettre en cause ses propres prescriptions. Depuis 2011, à l'initiative d'associations de malades, une procédure parallèle de notification est possible en France, directement par les malades utilisateurs des médicaments (http://ansm.sante.fr/Declarer-un-effet-indesirable/).

L'amélioration de ce dispositif réactif et fondé sur la déclaration est aujourd'hui complétée par l'instauration des Plans de gestion des risques (PGR) au niveau européen. Un PGR doit être associé à un médicament lors de son autorisation de mise sur le marché par l'Agence européenne du médicament, qu'il s'agisse d'une nouvelle molécule ou d'une nouvelle indication d'une molécule déjà commercialisée. Ce plan définit des procédures de recueil d'informations en s'attachant aux risques potentiels et en leur associant des outils spécifiques de surveillance, notamment épidémiologiques.

L'ensemble de ces dispositifs concerne tous les médicaments et s'applique bien sûr aux vaccins, dont l'utilisation à très large échelle pose de façon aiguë le problème des effets indésirables, fussent-ils rares. Ainsi, l'AMM du Gardasil®, un vaccin contre le virus du papillome humain (HPV), a été accompagnée d'un PGR comparant notamment dans des conditions normales d'utilisation la fréquence de survenue de maladies auto-immunes chez des jeunes filles vaccinées ou non.

Vaccinations à venir et perspectives

Les vaccins thérapeutiques

Les vaccins évoqués jusque-là jouent un rôle préventif ou prophylactique vis-à-vis d'un pathogène. Ils déclenchent une réponse spécifique qui induit une mémoire qui permettra une réaction immunitaire rapide et efficace lors d'une infection future. Pour autant, de nouveaux vaccins sont à l'étude avec une finalité thérapeutique : il ne s'agit plus d'agir en prévision d'une éventuelle maladie, mais de soigner un individu déjà malade. Le but est de stimuler le système immunitaire dans des maladies où il est mis à rude épreuve, comme les cancers, ou en cas d'immunodéficience. On parle également d'*immunothérapie*.

Le cas des cancers

Lorsque des antigènes exprimés par les cellules tumorales sont identifiés, on peut les injecter sous une forme immunologiquement plus efficace que leur présentation à la surface tumorale. Les antigènes stimulant directement le système immunitaire, comme le font les pathogènes vaccinaux, on parle de *vaccin thérapeutique*. Ces protocoles sont déjà utilisés dans le traitement des mélanomes, des cancers du poumon et du col de l'utérus et des candidats vaccins sont en cours d'évaluation. On peut également prélever des cellules dendritiques (cellules présentatrices d'antigènes) d'un patient pour leur faire présenter les antigènes tumoraux d'intérêt, avant de les réinjecter au patient.

Une autre approche consiste à prélever des lymphocytes T du patient, à les stimuler in vitro par les cellules tumorales du même patient en présence de cytokines : on peut ainsi réinjecter au patient des populations de lymphocytes T tueurs spécifiques de la tumeur.

Il est également possible de moduler les régulations de la réponse immunitaire. Au cours d'une réponse anti-tumorale, des mécanismes d'inhibition de la réponse cytotoxique anti-tumorale permettent à la tumeur d'échapper au contrôle du système d'immunitaire. Plusieurs anticorps monoclonaux ont été développés, capables soit de stimuler la réponse immunitaire, soit de bloquer les mécanismes inhibiteurs de la réponse cytotoxique (des anticorps de ce type sont actuellement en cours d'essais cliniques de phase I et II). Ces régulations peuvent accompagner une vaccination thérapeutique.

Le cas du sida

Dans le cas du sida, les lymphocytes T4 sont la cible du virus VIH, ce qui affecte fortement le système immunitaire. Les personnes infectées fabriquent des anticorps, mais ces anticorps ne neutralisent pas le virus. Des essais de vaccination thérapeutique personnalisée sont en cours : à partir du sang de chacun des patients, les chercheurs ont récupéré d'une part le virus du sida qu'ils ont inactivé par chauffage, et d'autre part les cellules dendritiques. Ces cellules stimulées par le virus VIH inactivé, puis réinjectées à chacun des patients ont permis une diminution de la charge virale. Mais leur aspect personnalisé est limitant. La recherche de candidats antigènes viraux capables de stimuler une réponse efficace est en cours.

Pourquoi certains vaccins sont-ils si difficiles à mettre au point ?

Certains pathogènes ont des cycles de vie complexes. Un exemple-type est celui des parasites, qui utilisent plusieurs hôtes et pour lesquels chaque phase de développement est associée à une expression différente des protéines à leur surface. En conséquence, les cibles antigéniques dépendent de l'hôte et du stade de développement du parasite. Exception faite du ver ténia, les vaccins contre les parasites sont donc extrêmement difficiles à élaborer, et seule une minorité de candidats-vaccins ont passé les premières phases des essais cliniques.

Le cas du paludisme

Le parasite *Plasmodium falciparum* est la principale cause de paludisme. Son cycle de vie est très complexe, se déroulant successivement chez l'homme et chez le moustique. Chez l'homme, le cycle est lui-même divisé en deux phases : la *phase hépatique* ou *préérythrocytaire* (avant l'entrée dans les globules rouges) correspond à la phase d'incubation, cliniquement asymptomatique ; la *phase sanguine* ou *érythrocytaire* correspond à la phase clinique de la maladie. Le génome de ce parasite code plus de 5 000 protéines dont l'expression varie fortement en fonction du stade de cycle de vie du parasite. Au cours des trente dernières années, plus de 90 candidats-vaccins ont vu le jour : aucun n'a atteint les phases avancées de développement !

Un certain nombre de vaccins candidats sont actuellement testés dans des essais cliniques. L'un des plus avancés est le vaccin candidat RTS,S/AS01 de GlaxoSmithKline (GSK). Ce vaccin cible le stade préérythrocytaire du parasite. Pour être protecteur, un vaccin qui cible ce stade doit stimuler non seulement l'immunité humorale (lymphocytes B et voie Th2) pour empêcher les parasites d'infecter les cellules du foie, mais aussi l'immunité cellulaire (lymphocytes T8 et voie Th1) pour détruire les cellules du foie déjà infectées par le parasite. Le recrutement de l'essai de phase III a débuté en mai 2009 et s'est achevé en 2011 : les résultats devraient être disponibles pour l'OMS en 2015. Le vaccin sera évalué en tant que traitement complémentaire, et non en remplacement des mesures préventives et thérapeutiques existantes.

Le cas du VIH

La mise au point d'un vaccin prophylactique contre le virus de l'immunodéficience humaine (VIH) est particulièrement difficile. Le VIH infecte et détruit préférentiellement le lymphocyte T4, *chef d'orchestre* du système immunitaire adaptatif, ce qui a pour conséquence de réduire les capacités immunitaires de l'hôte. Bien qu'une personne contaminée par le VIH produise des anticorps anti-VIH, ceux-ci sont incapables de neutraliser le virus – le terme *séropositif*, qui désigne une personne contaminée par le virus, indique justement que l'on a détecté dans le sérum des anticorps spécifiques anti-VIH capables de reconnaître le virus mais sans action sur son développement. Une personne séropositive et asymptomatique peut donc entrer dans la phase symptomatique de la maladie en absence de protection par les anticorps. Par ailleurs, il existe une grande variabilité du VIH, aussi bien entre les individus que chez un même individu. En outre, le virus mute très rapidement, ce qui complique le choix des antigènes pour élaborer un vaccin qui protégerait contre tous les types et sous-types de VIH. Les résultats vaccinaux prometteurs obtenus chez le singe avec le virus SIV (équivalent du VIH chez le singe) n'ont pas été concluants chez l'homme avec le VIH.

Depuis le début des programmes de vaccins anti-VIH, plus de 30 candidats-vaccins ont été testés dans environ 80 essais cliniques de phases I et II, impliquant plus de 10 000 personnes volontaires. Malheureusement, aucune de ces tentatives n'a abouti à ce jour à la mise sur le marché d'un vaccin anti-VIH. Une stratégie actuellement étudiée, appelée *prime-boost*, consiste à associer plusieurs candidats-vaccins pour optimiser les réponses immunitaires. L'Institut de recherche vaccinale (VRI) et l'Agence nationale de recherches sur le sida et les hépatites (ANRS) ont lancé, début 2014, un essai vaccinal en France qui devrait durer jusqu'en mars 2016. Cet essai évalue simultanément l'efficacité de trois candidats-vaccins qui ont déjà fait leurs preuves, en les combinant deux à deux. Cette méthode de combinaisons vaccinales permet d'optimiser l'efficacité des vaccins : le premier vaccin (*prime*) stimule les défenses immunitaires, le second (*boost*) intervient pour maintenir et renforcer ces défenses. Seules les combinaisons vaccinales induisant les plus fortes stimulations immunitaires seront retenues pour la mise au point d'un futur vaccin contre le VIH.

Les pistes d'évolution

De nouvelles stratégies d'administration

L'idée est d'administrer le vaccin au plus près de la porte d'entrée du pathogène (muqueuse ou voies respiratoires par exemple). La plupart des vaccins sont administrés par voie intramusculaire, certains le sont par voie intranasale (cas du vaccin vivant atténué contre la grippe), par voie orale (cas du vaccin oral contre la poliomyélite) ou sous-cutanée (cas du vaccin ROR). De nouvelles voies d'administration sont actuellement à l'étude, telles que la voie muqueuse (administrations orale, nasale, sublinguale, rectale ou vaginale), le patch transdermique ou d'autres méthodes intradermiques – l'avantage du patch est de délivrer le vaccin au niveau du derme, une région très riche en cellules présentatrices d'antigènes, ce qui permettrait d'induire une forte réponse du système immunitaire.

Le patch, comme l'administration par les muqueuses, présente l'avantage de faciliter l'administration – la personne à vacciner pouvant s'administrer elle-même le vaccin. Le vaccin muqueux, directement administré sur le site d'entrée du pathogène (comme dans le cas d'un vaccin vaginal pour les maladies sexuellement transmissibles ou du vaccin oral pour la poliomyélite), permettrait de limiter l'utilisation de seringue, un point important dans les pays où les conditions d'hygiène sont précaires, ou en absence de personnel qualifié.

Ces approches semblent vraiment intéressantes, mais peu de vaccins sont actuellement administrés par d'autres voies que les voies intramusculaire et sous-cutanée. Ces nouvelles approches souffrent d'un manque actuel de preuves d'efficacité et d'une quantité limitée de données sur leur sécurité. Se pose également la question de la stabilité du vaccin suivant la voie d'immunisation. Par exemple, dans le cas de la voie orale, il faut s'assurer que l'antigène ne sera pas détruit par les enzymes digestives et l'environnement acide de l'estomac.

De nouveaux antigènes et une meilleure stabilité

Un objectif de la recherche actuelle en vaccinologie est de mieux cibler les antigènes candidats pour les vaccins, notamment ceux qui semblent les plus immunogènes. Les nouvelles techniques de criblage à haut débit permettront de tester un très grand nombre d'antigènes en jouant sur leur composition en acides aminés ou sur leur structure 3D. Ces antigènes pourront aussi être testés pour leur action *in vitro* sur le système immunitaire, notamment concernant leur capacité à induire la prolifération des lymphocytes B et T.

Un autre point important est la stabilité de l'antigène. Actuellement, pour la quasi-totalité des vaccins, la chaîne du froid doit être maintenue de la fabrication à l'administration du vaccin. Des recherches sont menées pour trouver des antigènes thermostables, ce qui serait un avantage indiscutable, notamment dans les pays en voie de développement.

Des vaccins plus efficaces sur des populations spécifiques

Développer des vaccins efficaces pour toutes les populations est extrêmement difficile, certaines personnes ne répondant pas de façon adéquate aux approches vaccinales classiques. Il existe un besoin de vaccins nouveaux et plus efficaces pour les seniors (immunosénescence), les personnes immunodéprimées (transplantés, personnes sous immunosuppresseurs, personnes atteintes du sida, etc.) et les femmes enceintes qui sont physiologiquement immunodéprimées du fait de la grossesse. Ces dernières présentent en effet plus de risque face à certaines maladies comme la grippe, et des vaccins spécifiquement adaptés permettraient de les protéger, elles et le nouveau-né, *via* le passage des anticorps par la barrière placentaire. Plusieurs pistes sont actuellement explorées pour ces populations : antigènes purifiés, nouveaux adjuvants, et nouvelles voies d'administration.

De nouveaux adjuvants

Les nouveaux adjuvants devront atteindre plusieurs objectifs :

- stimuler efficacement la réponse immunitaire (amorçage de la réponse) spécifique de l'agent infectieux visé ;

- favoriser la stimulation des lymphocytes T8 quand il s'agit de la voie la plus appropriée pour lutter contre le pathogène, et la production d'anticorps IgA dans le cas de pathogènes présents au niveau des muqueuses, ces deux voies étant peu stimulées par les adjuvants actuels ;
- augmenter la réponse immunitaire dans des populations touchées par l'immunodépression ou l'immunosénescence ;
- permettre de diminuer les doses d'antigène par vaccin lorsque l'antigène est disponible en quantité limitée (cas notamment des pandémies).

Afin de remplir leur fonction, les adjuvants devront être sélectionnés individuellement en fonction des cibles antigéniques du vaccin, l'objectif étant de sélectionner la meilleure combinaison antigène-adjuvant(s) permettant d'induire une réponse immunitaire protectrice et durable.

Pour aller plus loin

Articles et revues

Actualité et dossier en santé publique (adsp), **71**, juin 2010

F. Anjuere et C. Czerkinsky, « Immunité muqueuse et vaccination », in *Médecine & Science*, **23**, 2007, p. 371-378.

F. Denis, S. Alain et M.-C. Ploy, « Nouvelles voies d'administration : vaccinations par voie épidermique, intradermique, muqueuse », in *Médecine & Science*, **23**, 2007, p. 379-385.

D. Floret « Les résistances à la vaccination », in *Médecine & Science*, **26**, 2010, p. 1087-1093.

N. Guiso, « Impact de la vaccination sur l'épidémiologie des maladies infectieuses : exemple de la coqueluche », in *Médecine & Science*, **23**, 2007, p. 399-403.

T. Hanslik et P.-Y. Boëlle, « L'évaluation du rapport risque/bénéfice des stratégies de vaccination », in *Médecine & Science*, **23**, 2007, p. 391-398.

O. Launay et O. Lortholary, « Vaccination préventive et approches innovantes », in *Médecine & Science*, **23**, 2007, p. 339-341.

D. Levy-Bruhl, « Bases des recommandations vaccinales », in *Médecine & Science*, **23**, 2007, p. 404-408.

Understanding Modern Vaccines : Perspectives in Vaccinology, 2011, **1(1)**, p. 1-24, http://www.sciencedirect.com/science/journal/22107622.

Sites internet

• Politique vaccinale

Dernière édition du *Guide des vaccinations* (2012) : http://www.inpes.sante.fr/nouveautes-editoriales/2012/guide-vaccination-2012.asp.

Programme national d'amélioration de la politique vaccinale 2012-2017 : http://www.sante.gouv.fr/le-programme-national-d-amelioration-de-la-politique-vaccinale.html.

European Centre of Disease Prevention and Control (pour comparer les politiques vaccinales en Europe) : http://vaccine-schedule.ecdc.europa.eu/Pages/Scheduler.aspx.

Calendrier vaccinal : http://www.inpes.sante.fr/CFESBases/catalogue/pdf/1175.pdf.

• Les essais vaccinaux

Essais sur les vaccins contre le VIH : http://www.anrs.fr/VIH-SIDA/Vaccin/Presentation-generale.

Site du Vaccine Research Institute : http://www.recherche-vaccinvih.fr/.

• Sites généraux

Site officiel du ministère des Affaires sociales et de la Santé : http://www.sante.gouv.fr/.

Haut Conseil de la santé publique (HCSP) : http://www.hcsp.fr/.

Dossier vaccination de l'Inpes : http://www.inpes.sante.fr/10000/themes/vaccination/index.asp.

Dossier maladies infectieuses de l'InVS : http://www.invs.sante.fr/Dossiers-thematiques/Maladies-infectieuses/.

Dossier vaccination de l'OMS : http://www.who.int/topics/immunization/fr/.

Dossier vaccins de l'ANSM : http://ansm.sante.fr/Produits-de-sante/Vaccins.

Déclarer un effet indésirable lié à un médicament : http://ansm.sante.fr/Declarer-un-effet-indesirable/.

Haute Autorité de santé (HAS) : http://www.has-sante.fr/.

Institut Pasteur : http://www.pasteur.fr/fr.

Infovac-France (ligne directe d'information et de consultation sur les vaccins) : http://www.infovac.fr/.

Mesvaccins.net (site interactif sur les recommandations vaccinales adaptées aux caractéristiques individuelles) : https://www.mesvaccins.net/.

Site vaccination de la Commission européenne : http://ec.europa.eu/health/vaccination/.

A

Adjuvant • Produit qui, administré en même temps et au même site qu'un antigène, accroît la réponse immunitaire contre ce dernier. Il existe différents types d'adjuvants qui peuvent intervenir dans la composition de vaccins : des sels d'aluminium, des lipides, etc.

Agents infectieux • Organismes (bactérie, parasite, champignon ou virus) capables d'entraîner une maladie.

Anatoxine • Toxine qui, par action de la chaleur ou d'un agent chimique (le formol par exemple), a perdu son activité toxique mais a conservé ses propriétés antigéniques (c'est-à-dire conduit à la production d'anticorps quand il est injecté dans un organisme).

Anticorps • Protéine produite par les lymphocytes B qui se lie de façon très spécifique à une molécule particulière, appelée antigène. Un anticorps dirigé contre un antigène X est appelé anticorps anti-X.

Anticorps neutralisant • Anticorps se fixant à l'antigène au niveau d'un site essentiel dans la fonction du microbe et bloquant ainsi son action. On parle de neutralisation du pathogène.

Antigène • Initialement, ce terme s'appliquait à toute molécule qui induisait la production d'anticorps spécifiques par les lymphocytes B. Il est maintenant étendu à toute molécule qui est reconnue de façon spécifique par un anticorps ou un récepteur d'antigène des lymphocytes T ou B. Il s'agit le plus souvent de protéines, de peptides (fragments de protéines), ou de polysaccharides (sucres).

Auto-immunité • Reconnaissance immunologique et réaction d'un individu contre un tissu lui appartenant (contre le *soi*).

Autorisation de mise sur le marché (AMM) • L'AMM constitue un préalable obligatoire à toute possibilité de commercialisation d'une spécialité pharmaceutique. En France, l'AMM est délivrée par l'Agence française de sécurité du médicament et des produits de santé (ANSM).

B

Bactérie • Micro-organisme très simple fait d'une seule cellule. La plupart des bactéries de l'environnement ou celles présentes dans le tube digestif ne provoquent pas de maladies. Les autres, appelées bactéries pathogènes, entraînent des maladies. Par exemple, le bacille de Koch (*Mycobacterium tuberculosis*) est l'agent infectieux de la tuberculose.

C

Cellule • Unité fonctionnelle et structurale de base des organismes vivants. Il s'agit de la plus petite unité vivante et autoreproductrice dans l'organisme. Nous sommes faits d'environ 10 000 milliards de cellules. Dans un individu, il en existe quelques centaines de types différents (neurone, cellule cardiaque, globule rouge, cellule musculaire, etc.).

Cellule présentatrice d'antigène (CPA) • Cellule présentant à sa surface des antigènes (fragments de protéines provenant des microbes phagocytés) associés aux protéines HLA. Les lymphocytes T spécifiques de cet antigène associé à HLA seront activés. Les cellules dendritiques et les macrophages sont des CPA.

Champignon • Organisme unicellulaire ou multicellulaire qui peut provoquer des maladies variées (infections fongiques ou mycoses).

Commensaux • Ce terme signifie « qui mangent à la même table ». On parle de bactéries commensales pour les bactéries qui sont nos hôtes sans nous causer de dommages. Ces bactéries peuvent même avoir un rôle bénéfique (celles de notre flore intestinale nous aident à digérer, celles de notre flore pulmonaire nous protègent d'infections).

Contagiosité • Capacité d'un microbe d'être transmis d'une personne à l'autre, par contact ou proximité.

Couverture vaccinale (taux de) • Proportion de personnes vaccinées dans une population donnée, à un moment donné. Sa mesure est nécessaire pour déterminer le degré de protection d'une population contre une maladie infectieuse et pour évaluer l'efficacité de tout programme de vaccination. Plus une maladie est contagieuse, plus la couverture vaccinale doit être élevée pour éviter une épidémie.

E

Effet indésirable • Réaction nocive et non voulue se produisant aux posologies normalement utilisées chez l'homme pour la prophylaxie, le diagnostic, le traitement d'une maladie ou la modification d'une fonction physiologique.

Endémie • Présence continue d'une maladie ou d'un agent infectieux dans une région ou dans une population.

Épidémie • Développement et propagation rapide d'une maladie contagieuse, le plus souvent d'origine infectieuse, dans une population.

Épidémiologie • Science qui étudie, au sein de populations (humaines, animales, voire végétales), la fréquence et la répartition des problèmes de santé dans le temps et dans l'espace, ainsi que le rôle des facteurs qui les déterminent.

Éradication • Réduction à zéro, de façon permanente, au niveau mondial, d'une infection causée par un agent spécifique, suite à des efforts délibérés. Par exemple, la variole a été déclarée éradiquée en 1980.

Excipient • Composé supposé biologiquement inactif qui sert de support ou de véhicule à une substance ou permet son administration – par exemple en contrôlant l'acidité d'une préparation. Le terme d'*excipient* s'oppose à celui de *principe actif*.

G

Gène • Ce terme recouvre plusieurs définitions. Dans son sens premier, un gène correspond à un fragment d'ADN qui est transmis des parents à leurs enfants et qui constitue une unité d'information génétique. Dans son sens moderne, un gène contient l'information nécessaire à la fabrication d'une protéine ou d'autres molécules (comme l'ARN), qui sont essentielles à la croissance et au fonctionnement d'un organisme.

H

HLA • Les protéines HLA (*Human Leukocyte Antigen*) sont essentielles dans la réponse immunitaire car elles présentent les antigènes aux lymphocytes T. On les appelle aussi *molécules d'histocompatibilité* car elles caractérisent les tissus de chaque individu. Elles sont codés par plusieurs gènes, de classe I (HLA-A,B,C) et de classe II (DR, DP, DQ) regroupés sur le chromosome 6 chez l'homme.

I

Immunisation • Procédé de médecine préventive consistant à protéger les gens contre les organismes infectieux en leur inoculant une forme atténuée de cet organisme qui ne provoque pas la maladie mais permet la production d'anticorps servant à empêcher cette maladie.

Immunité • Ensemble des mécanismes de défense d'un organisme vivant contre des agents étrangers, notamment infectieux, susceptibles de menacer l'intégrité biologique de cet organisme.

Immunité active • Production d'anticorps par le système immunitaire contre un pathogène donné. L'immunité active peut être acquise de deux manières, soit en contractant la maladie, soit en se faisant vacciner. La notion d'immunité active s'oppose à celle d'*immunité passive*.

Immunité adaptative • Immunité qui repose sur les lymphocytes T et les lymphocytes B : elle se caractérise par une réponse spécifique de l'antigène et le développement d'une mémoire immunologique.

Immunité croisée • Lors d'une vaccination, protection de la personne vaccinée non seulement contre la maladie infectieuse correspondant à l'antigène administré, mais aussi contre d'autres antigènes ayant des caractéristiques communes avec celui-ci. Dans le cas de la vaccination anti-HPV (anti-HPV16 et HPV18), on a ainsi mis en évidence des anticorps dirigés contre d'autres souches (HPV31, 33, 45, 51), qui n'ont pas été injectées.

Immunité de groupe • Extension de la notion de protection individuelle à un groupe. Lorsqu'un pourcentage important d'une population est vacciné contre une maladie, sa propagation en est empêchée. Ainsi, même les individus qui ne sont pas vaccinés (notamment ceux qui ne peuvent pas l'être comme les nouveau-nés et certains sujets présentant des maladies chroniques) sont partiellement protégés parce que la maladie a moins de risque de se propager jusqu'à eux.

Immunité innée • Constitue la première ligne de défense contre les agents pathogènes. Comme son nom l'indique, elle se met en place de manière rapide et spontanée, sans nécessité de contact préalable avec l'agent pathogène. Il s'agit d'une réponse transitoire qui n'engendre pas de mémoire immunologique, c'est-à-dire qu'une fois la réponse terminée, il ne reste pas de mémoire de la rencontre avec l'agent pathogène qui l'a stimulée.

Immunité passive • Protection conférée à l'organisme par des anticorps produits par un autre être humain ou animal. L'immunité passive est efficace mais transitoire, les anticorps injectés ayant une durée de vie limitée. Par exemple, des anticorps maternels passent de la mère à l'enfant avant la naissance du bébé (immunité passive qualifiée de *naturelle*). Ces anticorps protègent l'enfant de manière temporaire pendant les 4 ou 6 premiers mois de son existence. Après une blessure, on injecte du sérum antitétanique à une personne qui n'est pas vaccinée contre le tétanos (immunité passive qualifiée d'*artificielle*). La notion d'*immunité passive* s'oppose à celle d'*immunité active*.

Immunogène • Se dit d'une substance capable de stimuler les cellules du système immunitaire.

Immunogénicité • Capacité d'une substance (un antigène) à susciter des réponses immunitaires.

Immunoglobulines (Ig) • Protéines exerçant une activité d'anticorps. Elles comprennent les IgG, IgM, IgA, IgD et IgE. *Synonyme* : anticorps.

Immunologie • Branche de la biologie et de la médecine étudiant les réactions immunitaires physiologiques et pathologiques.

Infectieux • Qui produit l'infection (par exemple un germe infectieux) ou qui résulte ou s'accompagne d'infection (par exemple une maladie infectieuse).

Infection • Pénétration et développement dans un être vivant de micro-organismes qui peuvent provoquer des lésions en se multipliant, en sécrétant des toxines ou en se propageant par voie sanguine.

Inflammation • Première réaction de défense immunitaire qui met en jeu l'immunité innée. L'inflammation est un processus habituellement bénéfique : sa fonction est d'éliminer l'agent pathogène, de réparer les lésions tissulaires et d'activer une réponse immunitaire adaptative – on parle alors d'*inflammation aiguë*. Cependant, l'inflammation peut être néfaste si elle persiste du fait de l'agressivité de l'agent pathogène, de sa persistance, ou de mécanismes de régulation insuffisants – on parle alors d'*inflammation chronique*.

L

Latence • Temps qui s'écoule entre la rencontre avec l'agent infectieux et l'apparition des premiers symptômes d'une maladie. *Synonyme* : période d'incubation.

Lymphe • Liquide circulant dans les vaisseaux lymphatiques, de composition analogue au plasma sanguin, dans lequel circulent les globules blancs. Les vaisseaux lymphatiques drainent les ganglions lymphatiques, lieu de rencontre entre lymphocytes et cellules présentatrices d'antigène.

Lymphocytes • Variété de globules blancs qui intervient dans la réponse immunitaire adaptative de l'organisme. Il existe deux sortes de lymphocytes : les lymphocytes B (production d'anticorps) et les lymphocytes T. Chaque lymphocyte est spécifique d'un seul antigène, c'est-à-dire qu'il ne reconnaît et n'est activé que par ce seul antigène.

Lyophilisation • Élimination de l'eau d'un produit par congélation rapide suivie d'une sublimation de la glace formée, jusqu'à complète dessiccation. C'est un procédé de conservation utilisé pour préserver denrées périssables et substances biologiques fragiles comme les virus vivants atténués.

M

Macrophage • Cellule du système immunitaire inné spécialisée dans la phagocytose.

Mémoire immunologique • Concept exprimant la capacité d'un organisme (ou de cellules) à répondre de façon accélérée et intense à une nouvelle stimulation par un antigène déjà rencontré. Le système immunitaire adaptatif est doté de mémoire.

Microbe • Tout organisme microscopique – c'est-à-dire invisible à l'œil nu (parasite, bactérie, champignon, virus). Parmi ces micro-organismes, certains sont pathogènes (comme les champignons responsables de candidoses).

O

Organes lymphoïdes primaires • Moelle osseuse et thymus (voir « système lymphoïde central »).

Organes lymphoïdes secondaires • Principalement rate et ganglions (voir « système lymphoïde périphérique »).

P

Pandémie • Épidémie étendue à toute la population d'un continent, voire au monde entier.

Parasite • Organisme animal ou végétal qui vit aux dépens d'un autre (appelé *hôte*), en lui portant préjudice, mais en général sans le tuer.

Pathogène • Caractérise un organisme (bactérie, virus, parasite et champignon) causant une maladie. Cet adjectif est souvent utilisé comme substantif (un pathogène).

Période d'incubation • Période de temps séparant le moment de l'infection par un microbe à l'apparition des premiers signes de la maladie. *Synonyme* : latence.

Phagocytose • Processus de capture par des cellules du système immunitaire (notamment les macrophages) de particules solides, inertes ou vivantes, comme des micro-organismes par exemple.

Pharmacovigilance • Surveillance du risque d'effets indésirables résultant de l'utilisation de médicaments. La pharmacovigilance a plusieurs rôles : le signalement des effets indésirables, l'enregistrement, l'évaluation (notamment la recherche d'imputabilité) et l'exploitation des informations dans un but de prévention, la réalisation de travaux et d'enquêtes concernant la sécurité d'emploi des médicaments.

Polysaccharide • Sucre complexe composé de plusieurs molécules de sucres simples. Constituant de la paroi de certains microbes.

Primovaccination • Première administration d'un vaccin. Les administrations suivantes sont des rappels.

Principe actif • Molécule qui, dans un médicament, possède un effet thérapeutique.

Prophylaxie • Ensemble des moyens directs capables de protéger contre une maladie, d'empêcher son apparition chez un individu, sa dissémination dans une population. La quarantaine, l'utilisation d'antiseptiques et les vaccins font partie des mesures prophylactiques. *Synonyme* : prévention.

Protéine • Molécules essentielles dans la constitution et le fonctionnement de tous les êtres vivants. Chaque protéine est formée d'un enchaînement différent d'acides aminés, codé par un gène. On peut comparer les protéines à des ouvrières spécialisées, dans la mesure où elles assurent presque toutes les différents types de fonctions d'un organisme.

Protéine recombinante • Protéine produite par une cellule dont le matériel génétique a été modifié par recombinaison génétique (ajout d'un fragment d'ADN étranger).

R

Rappel • Administration d'une nouvelle dose vaccinale dans le but de maintenir, d'augmenter ou d'accélérer la réponse immunitaire obtenue après une vaccination antérieure.

Réponse immunitaire • Réaction du système immunitaire à des substances étrangères.

Réservoir • Homme, animal ou milieu (eau, terre, etc.) où l'agent pathogène peut survivre ou se multiplier (sans forcément le rendre malade), et être ensuite responsable de nouveaux cas de maladies voire de nouvelles épidémies.

S

Séroconversion • Désigne la phase au cours d'une maladie infectieuse où il y a suffisamment d'anticorps dans le sérum sanguin pour qu'on puisse les doser.

Sérothérapie • Protection immunitaire transitoire fondée sur l'injection de sérums d'animaux ou humains préalablement immunisés avec le pathogène que l'on cherche à éliminer. On peut aussi injecter seulement les anticorps purifiés à partir du sérum (voir aussi « immunité passive »).

Sérum • Liquide sanguin débarrassé de ses cellules et des protéines de la coagulation. Le sérum contient des sels minéraux et de nombreuses protéines, dont des anticorps et l'albumine.

Symptomatique • Qui présente des signes cliniques (symptômes) d'une maladie. Dans la plupart des maladies infectieuses, une phase sans symptôme (asymptomatique) précède la phase symptomatique (phase d'état) où la maladie se manifeste par des signes (fatigue, fièvre, douleur, etc.).

Système lymphoïde central (ou primaire) • Système comportant les organes lymphoïdes centraux, c'est-à-dire le thymus (dans lequel s'effectue l'éducation des lymphocytes T immatures) et la moelle osseuse (dans laquelle s'effectue l'éducation des lymphocytes B immatures).

Système lymphoïde périphérique (ou secondaire) • Système comprenant la rate, les ganglions et le tissu lymphoïde associé aux muqueuses (appelé MALT) dans lequel s'effectue l'activation des lymphocytes T et B qui sont venus les coloniser après leur éducation dans les organes lymphoïdes centraux.

T

Traçabilité • Ensemble des opérations concernant le recueil et la conservation d'informations sur un produit à partir de sa production jusqu'à son utilisation.

V

Vaccin • Médicament immunologique qui consiste en des solutions contenant des microbes atténués ou tués (virus ou bactéries ou parasites) ou des fragments de microbes. L'objectif est de provoquer une réponse immunitaire par une injection à faible dose de ces substances étrangères, sans déclencher la maladie concernée par le vaccin. Les défenses immunitaires de l'organisme sont ainsi stimulées, ce qui entraîne la fabrication de défenses contre le pathogène administré.

Vaccin atténué • Vaccin vivant dont le micro-organisme (ou l'agent infectieux) a été affaibli par des produits chimiques ou d'autres procédés de façon à déclencher une réponse immunitaire adéquate sans provoquer les effets graves de l'infection.

Vaccin combiné • Vaccin contenant des antigènes issus de microbes distincts – par exemple, le vaccin diphtérie-tétanos-coqueluche (DTcoq). Le profil de sécurité et l'efficacité sont testés lors d'essais cliniques, et comparés à l'efficacité des vaccins monovalents correspondants avant qu'ils ne soient commercialisés.

Vaccin conjugué • Vaccin dans lequel un antigène polysaccharidique (sucre) est couplé de manière chimique à une protéine afin d'améliorer l'immunogénicité du sucre.

Vaccin inactivé • Vaccin produit à partir de bactéries ou de virus qui ont été tués ou détruits par des procédés physiques ou chimiques. Ces organismes morts ou les fragments de micro-organismes ne peuvent pas se multiplier ni provoquer la maladie.

Vaccination • Procédé de médecine préventive consistant à protéger les gens contre les organismes infectieux en leur inoculant une forme atténuée de cet organisme qui ne provoque pas la maladie mais permet la production d'anticorps servant à empêcher cette maladie.

Vaccine • Maladie infectieuse de la vache qui, transmise à l'homme, lui confère l'immunité contre la variole. Réaction que provoque chez l'homme l'inoculation du vaccin antivariolique. La vaccine est le seul exemple, historique, d'utilisation d'un virus vivant non atténué pour vacciner des êtres humains, celui-ci n'étant pas pathogène pour l'homme.

Valence • Nombre de souches microbiennes présentes dans un vaccin. Un vaccin peut être monovalent ou multivalent (polyvalent).

Virulence • Définit la capacité d'un microbe à induire une maladie grave.

Virus • Agent infectieux qui ne peut se reproduire qu'en parasitant une cellule : la cellule infectée synthétise les protéines nécessaires au virus pour se multiplier. La taille des virus est généralement bien plus petite que celle des bactéries, et ils ne sont le plus souvent pas observables au microscope optique, contrairement aux bactéries.

Z

Zoonose • Maladie infectieuse d'animaux vertébrés transmissible à l'homme. La rage est une zoonose.